Neuropathologie des Drogenmissbrauchs

Andreas Büttner

Neuropathologie des Drogenmissbrauchs

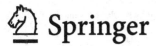
Springer

Andreas Büttner
Institut für Rechtsmedizin
Universitätsmedizin Rostock
Rostock, Deutschland

Dieses Buch ist eine Übersetzung des Originals in Englisch „Neuropathology of Drug Abuse"
von Büttner, Andreas, publiziert durch Springer Nature Switzerland AG im Jahr 2021. Die
Übersetzung erfolgte mit Hilfe von künstlicher Intelligenz (maschinelle Übersetzung durch
den Dienst DeepL.com). Eine anschließende Überarbeitung im Satzbetrieb erfolgte vor allem
in inhaltlicher Hinsicht, so dass sich das Buch stilistisch anders lesen wird als eine
herkömmliche Übersetzung. Springer Nature arbeitet kontinuierlich an der Weiterentwicklung
von Werkzeugen für die Produktion von Büchern und an den damit verbundenen Technologien
zur Unterstützung der Autoren.

ISBN 978-3-031-13618-4   ISBN 978-3-031-13619-1 (eBook)
https://doi.org/10.1007/978-3-031-13619-1

Die Deutsche Nationalbibliothek verzeichnet diese Publikation in der Deutschen Nationalbibliografie;
detaillierte bibliografische Daten sind im Internet über http://dnb.d-nb.de abrufbar.

Springer

Lektorat/Planung: Christine Lerche
Springer ist ein Imprint der eingetragenen Gesellschaft Springer Nature Switzerland AG und ist ein Teil
von Springer Nature.
Die Anschrift der Gesellschaft ist: Gewerbestrasse 11, 6330 Cham, Switzerland

Informationstext

Dieses Buch bietet einen umfassenden Überblick über den aktuellen Wissensstand zu neuropathologischen Veränderungen infolge von Drogenmissbrauch. In den ersten Kapiteln erhält der Leser detaillierte Informationen über die neurobiologischen Grundlagen des Drogenmissbrauchs und die Ergebnisse von Neuroimaging-Studien bei Drogenabhängigen. Der Schwerpunkt des Buches liegt auf neuropathologischen Befunden bei Drogenkonsumenten für die vorherrschenden Substanzen, zu denen Cannabis, Opiate, Kokain, Amphetamin, Methamphetamin und ein breites Spektrum von Designerdrogen gehören. Diese Befunde werden durch histologische Abbildungen untermauert und im Zusammenhang mit aktuellen wissenschaftlichen Veröffentlichungen diskutiert. Das Buch enthält auch ein Kapitel, das sich speziell an Kliniker richtet und die Auswirkungen auf die weitere Therapie aufzeigt. Das Buch ist eine unverzichtbare Lektüre für Neuropathologen, Neurologen, Neuroradiologen und Psychiater sowie für andere Angehörige der Gesundheitsberufe und Wissenschaftler, die sich für das Problem des Drogenmissbrauchs interessieren und engagieren.

Obwohl zahlreiche Daten aus Tiermodellen und aus Studien zur Bildgebung beim Menschen vorliegen, ist nur wenig über die morphologischen Auswirkungen des Drogenmissbrauchs auf das menschliche Gehirn bekannt. In den letzten Jahren wurden grundlegende drogeninduzierte Auswirkungen auf die zellulären Elemente des Gehirns festgestellt. Diese Veränderungen könnten nicht nur das Substrat der Neuroimaging-Daten sein, sondern auch Auswirkungen auf die klinische Forschung und Therapie haben. Darüber hinaus kann Drogenmissbrauch zu einer vorzeitigen Neurodegeneration führen.

Inhaltsverzeichnis

Über den Autor

Professor Dr. Andreas Büttner studierte an der Medizinischen Fakultät der Ludwig-Maximillians-Universität München und schloss sein Medizinstudium 1994 ab. Von 1994 bis 2009 arbeitete Professor Büttner an der Neurochirurgischen Klinik, dem Institut für Neuropathologie und dem Institut für Rechtsmedizin der Ludwigs-Maximillians-Universität München, Deutschland. Im Jahr 2004 habilitierte er sich. Seit 2009 ist er Direktor des Instituts für Rechtsmedizin, Rostock, Deutschland. Seit 2010 ist er Vorsitzender der Ethikkommission an der Universitätsmedizin Rostock, Deutschland. Seit 2013 ist er Mitglied des Sachverständigenbeirats des Bundesinstituts für Arzneimittel und Medizinprodukte des Bundesministeriums für Gesundheit.

Professor Büttner ist ein internationaler Experte auf dem Gebiet der forensischen Neuropathologie. Sein Forschungsschwerpunkt liegt hierbei insbesondere auf den neuropathologischen Aspekten des Drogenmissbrauchs. Er hat mehr als 180 wissenschaftliche Publikationen veröffentlicht und mehr als 130 Vorträge im In- und Ausland gehalten. Professor Büttner ist u.a. Mitglied der International Society of Neuropathology, der Deutschen Gesellschaft für Rechtsmedizin und der Deutschen Gesellschaft für Neuropathologie und Neuroanatomie.

Abkürzungen

5F-ADB	5-Fluor-ADB
5-HT	5-Hydroxytryptamin
BHS	Blut-Hirn-Schranke
CB-Rezeptor	Cannabinoid-Rezeptor
CNS	Zentrales Nervensystem
CT	Computertomographie
DIC	Disseminierte intravasale Gerinnung
DIT	Diffusions-Tensor-Bildgebung
GFAP	Gliales fibrilläres saures Protein
H&E	Hämatoxylin & Eosin
iNOS	Induzierbare Stickstoffmonoxid-Synthase
MDA	3,4-Methylendioxyamphetamin
MDMA	3,4-Methylendioxymethamphetamin
MDPV	3,4-Methylendioxypyrovaleron
MRI	Magnetresonanztomographie
MRS	Protonen-Magnetresonanz-Spektroskopie
NMDA	N-Methyl-d-Aspartat
nNOS	Neuronale Stickstoffmonoxid-Synthase
NO	Stickstoffmonoxid
NPS	Neue psychoaktive Substanzen
NURR1	Kernrezeptor-verwandtes 1-Protein
PET	Positronen-Emissions-Tomographie
SPECT	Einzelphotonen-Emissions-Computertomographie
TNFα	Tumor-Nekrose-Faktor α
VMAT2	Vesikulärer Monoamintransporter 2
$^9\Delta$-THC	$^9\Delta$-Tetrahydrocannabinol

Einführung

Drogenmissbrauch stellt weltweit ein bedeutendes gesundheitliches und soziales Problem dar und ist mit erheblicher Morbidität und Mortalität verbunden (Degenhardt et al. 2013).

Zu den Drogen, die als Einzelsubstanz oder in Kombination konsumiert werden, zählen insbesondere Cannabis, Opioide, Kokain, Amphetamine, Methamphetamin und „Designerdrogen", wobei neue psychoaktive Substanzen eine aktuelle Entwicklung darstellen (Büttner 2011; Dargan und Wood 2013; Karch und Drummer 2016; Quinn et al. 1997).

Für epidemiologische Studien und für die gesundheitlichen oder letalen Auswirkungen eines möglichen Drogenmissbrauchs ist die Entnahme von geeignetem biologischem Material für detaillierte toxikologische Untersuchungen von größter Bedeutung (Dinis-Oliveira et al. 2010).

Da die Mehrzahl der Drogenkonsumenten mehrere Substanzen konsumieren (*siehe* Abschn. 4.6), darunter auch Alkohol und Nikotin (Connor et al. 2014; Karch und Drummer 2016), ist es nahezu unmöglich, neuropathologische Befunde einer einzelnen Substanz zuzuordnen. Außerdem enthalten viele Drogen potenziell neurotoxische Verunreinigungen und Streckmittel (Andreasen et al. 2009; Barbera et al. 2013; Büttner 2011; Cole et al. 2011; Giné et al. 2014; Karch und Drummer 2016; Solimini et al. 2017). Bei injizierenden Drogenkonsumenten oder bei Drogenkonsumenten mit riskantem Sexualverhalten ist zudem die Inzidenz von HIV-1-, Hepatitis-B- oder Hepatitis-C-Virusinfektionen hoch, was zu zusätzlicher Morbidität und Mortalität beitragen kann (Anthony et al. 2008; Backmund et al. 2005; Bell et al. 2006; Büttner 2011; Karch und Drummer 2016; Kolla et al. 2020; Martin-Thormeyer und Paul 2009; Passarino et al. 2005; Wang et al. 2011). Schließlich können auch sekundäre schädliche Auswirkungen auf das zentrale Nervensystem (ZNS) durch den Lebensstil des Drogenkonsumenten einen Einflussfaktor darstellen.

Bei Durchsicht der Mehrzahl der klinischen, radiologischen und Autopsiestudien am Menschen ist zu beachten, dass die meisten Studien retrospektiv sind und überwiegend auf polyvalenten Drogenkonsum basieren. Darüber hinaus sind Häufigkeit

© Der/die Autor(en), exklusiv lizenziert an Springer Nature Switzerland AG 2022
A. Büttner, *Neuropathologie des Drogenmissbrauchs*,
https://doi.org/10.1007/978-3-031-13619-1_1

und Menge des Drogenkonsums der einzelnen Konsumenten sehr unterschiedlich, und die Studienstichproben setzten sich aus heterogenen Gruppen zusammen. Trotz aller Schwierigkeiten im Zusammenhang mit Humanstudien lieferte die überwiegende Mehrzahl der Berichte jedoch Daten, die die Schlussfolgerung stützen, dass Drogenmissbrauch gesundheitsschädliche Auswirkungen auf das menschliche Gehirn hat. Besonders gefährdet sind Jugendliche, da die Drogenexposition in dieser Altersgruppe eine Vielzahl von lang anhaltenden verhaltensbezogenen und neurobiologischen Folgen zeigt (Salmanzadeh et al. 2020).

Neben kardiovaskulären Komplikationen sind psychiatrische und neurologische Störungen die am häufigsten beobachteten unerwünschten Wirkungen einer Drogentoxizität (Asser und Taba 2015; Brust 2004; Deik et al. 2012; Goforth et al. 2010; Lappin und Sara 2019; Mackesy-Amiti et al. 2012; Neiman et al. 2000; Sanchez-Ramos 2015). Von großer klinischer Bedeutung ist die Assoziation von Drogenmissbrauch mit hämorrhagischen und ischämischen Schlaganfällen, insbesondere bei jüngeren Menschen, obwohl diese Assoziation nicht für jede einzelne Substanz eindeutig nachgewiesen wurde (Barbieux et al. 2012; Esse et al. 2011; Tsatsakis et al. 2019; Yeung et al. 2011). Aufgrund der weltweiten Epidemie des Drogenmissbrauchs wird daher empfohlen, dass bei jüngeren Patienten mit einem Schlaganfall ohne offensichtliche medizinische Ursache ein toxikologisches Screening durchgeführt werden sollte (Fonseca und Ferro 2013; Tsatsakis et al. 2019). Weitere Einzelheiten zu den einzelnen Klassen von missbräuchlich konsumierten Drogen werden in den jeweiligen Kapiteln beschrieben.

Obwohl bei Drogenkonsumenten häufig neurologische Komplikationen beobachtet werden und zahlreiche bildgebende Untersuchungen auffällige Befunde ergeben haben (*siehe* Kap. 3), ist über die grundlegenden neuropathologischen Veränderungen der zellulären Elemente des menschlichen Gehirns wenig bekannt. In der Vergangenheit gab es nur wenige detaillierte Postmortem-Studien von Drogenkonsumenten, und die Berichte konzentrierten sich vorwiegend auf die Folgen von Hypoxie-Ischämie oder zerebrovaskulären Ereignissen. Darüber hinaus wurden in den meisten dieser Studien keine systematischen und detaillierten mikroskopischen und/oder morphometrischen Untersuchungen durchgeführt. Daher beschäftigt sich dieses Buch trotz der umfangreichen Literatur über differenzierte Tiermodelle auf die neuropathologischen Befunde im Zusammenhang mit Drogenmissbrauch beim Menschen.

Die Pharmakologie und ZNS-Wirkungen von Alkohol-, Nikotin- und Lösungsmittelmissbrauch werden an anderer Stelle behandelt (Beckley und Woodward 2013; Büttner und Weis 2004; Filley 2013; Harper 2009; Yildiz 2004).

Literatur

Andreasen MF, Lindholst C, Kaa E (2009) Adulterants and diluents in heroin, amphetamine, and cocaine found on the illicit drug market in Aarhus, Denmark. Open Forensic Sci J 2:16–20

Anthony IC, Arango JC, Stephens B, Simmonds P, Bell JE (2008) The effects of illicit drugs on the HIV infected brain. Front Biosci 13:1294–1307

Asser A, Taba P (2015) Psychostimulants and movement disorders. Front Neurol 6:75

Backmund M, Reimer J, Meyer K, Gerlach JT, Zachoval R (2005) Hepatitis C virus infection and injection drug users: prevention, risk factors, and treatment. Clin Infect Dis 40(Suppl. 5):330–335

Barbera N, Busardò FP, Indorato F, Romano G (2013) The pathogenetic role of adulterants in 5 cases of drug addicts with a fatal outcome. Forensic Sci Int 227:74–76

Barbieux M, Véran O, Detante O (2012) Accidents vasculaires cérébraux ischémiques du sujet jeune et toxiques. Rev Med Interne 33:35–40

Beckley JT, Woodward JJ (2013) Volatile solvents as drugs of abuse: focus on the cortico-mesolimbic circuitry. Neuropsychopharmacology 38:2555–2567

Bell JE, Arango JC, Anthony IC (2006) Neurobiology of multiple insults: HIV-1-associated brain disorders in those who use illicit drugs. J NeuroImmune Pharmacol 1:182–191

Brust JCM (2004) Neurological aspects of substance abuse, 2nd Ed. Elsevier Butterworth-Heinemann Ltd., Philadelphia

Büttner A (2011) The neuropathology of drug abuse. Neuropathol Appl Neurobiol 37:118–134

Büttner A, Weis S (2004) Central nervous system alterations in drug abuse. In: Tsokos M (Hrsg) Forensic pathology reviews, Vol 1. Humana Press, Totowa, S 79–136

Cole C, Jones L, McVeigh J, Kicman A, Syed Q, Bellis M (2011) Adulterants in illicit drugs: a review of empirical evidence. Drug Test Anal 3:89–96

Connor JP, Gullo MJ, White A, Kelly AB (2014) Polysubstance use: diagnostic challenges, patterns of use and health. Curr Opin Psychiatry 27:269–275

Dargan PI, Wood DM (Hrsg) (2013) Novel psychoactive substances: classification, pharmacology and toxicology. Academic Press/Elsevier Inc., London

Degenhardt L, Whiteford HA, Ferrari AJ, Baxter AJ, Charlson FJ, Hall WD, Freedman G, Burstein R, Johns N, Engell RE, Flaxman A, Murray CJL, Vos T (2013) Global burden of disease attributable to illicit drug use and dependence: findings from the global burden of disease study 2010. Lancet 382:1564–1574

Deik A, Saunders-Pullman R, Luciano MS (2012) Substance abuse and movement disorders: complex interactions and comorbidities. Curr Drug Abuse Rev 5:243–253

Dinis-Oliveira RJ, Carvalho F, Duarte JA, Remião F, Marques A, Santos A, Magalhães T (2010) Collection of biological samples in forensic toxicology. Toxicol Mech Methods 20:363–414

Esse K, Fossati-Bellani M, Traylor A, Martin-Schild S (2011) Epidemic of illicit drug use, mechanisms of action/addiction and stroke as a health hazard. Brain Behav 1:44–54

Filley CM (2013) Toluene abuse and white matter: a model of toxic leukoencephalopathy. Psychiatr Clin N Am 36:293–302

Fonseca AC, Ferro JM (2013) Drug abuse and stroke. Curr Neurol Neurosci Rep 13:325

Giné CV, Espinosa IF, Vilamala MV (2014) New psychoactive substances as adulterants of controlled drugs. A worrying phenomenon? Drug Test Anal 6:819–824

Goforth H, Murtaugh R, Fernandez F (2010) Neurologic aspects of drug abuse. Neurol Clin 28:199–215

Harper C (2009) The neuropathology of alcohol-related brain damage. Alcohol Alcohol 44:136–140

Karch SB, Drummer OH (2016) Karch's pathology of drug abuse, 5th. Ed. CRC Press/Taylor & Francis Group, Boca Raton

Kolla BP, Oesterle T, Gold M, Southwick F, Rummans T (2020) Infectious diseases occurring in the context of substance use disorders: a concise review. J Neurol Sci 411:116719

Lappin JM, Sara GE (2019) Psychostimulant use and the brain. Addiction 114:2065–2077

Mackesy-Amiti ME, Donenberg GR, Ouellet LJ (2012) Prevalence of psychiatric disorders among young injection drug users. Drug Alcohol Depend 124:70–78

Martin-Thormeyer EM, Paul RH (2009) Drug abuse and hepatitis C infection as comorbid features of HIV associated neurocognitive disorder: neurocognitive and neuroimaging features. Neuropsychol Rev 19:215–221

Neiman J, Haapaniemi HM, Hilbom M (2000) Neurological complications of drug abuse: pathophysiological mechanisms. Eur J Neurol 7:595–606

Passarino G, Ciccone G, Siragusa R, Tappero P, Mollo F (2005) Histopathological findings in 851 autopsies of drug addicts, with toxicologic and virologic correlations. Am J Forensic Med Pathol 26:106–116

Quinn DI, Wodak A, Day RO (1997) Pharmacokinetic and pharmacodynamic principles of illicit drug use and treatment of illicit drug users. Clin Pharmacokinet 33:344–400

Salmanzadeh H, Ahmadi-Soleimani SM, Pachenari N, Azadi M, Halliwell RF, Rubino T, Azizi H (2020) Adolescent drug exposure: a review of evidence for the development of persistent changes in brain function. Brain Res Bull 156:105–117

Sanchez-Ramos J (2015) Neurologic complications of psychomotor stimulant abuse. Int Rev Neurobiol 120:131–160

Solimini R, Rotolo MC, Pellegrini M, Minutillo A, Pacifici R, Busardò FP, Zaami S (2017) Adulteration practices of psychoactive illicit drugs: an updated review. Curr Pharm Biotechnol 18:524–530

Tsatsakis A, Docea AO, Calina D, Tsarouhas K, Zamfira L-M, Mitrut R, Sharifi-Rad J, Kovatsi L, Siokas V, Dardiotis E, Drakoulis N, Lazopoulos G, Tsitsimpikou C, Mitsias P, Neagu M (2019) A mechanistic and pathophysiological approach for stroke associated with drugs of abuse. J Clin Med 8:1295

Wang X, Zhang T, Ho W-Z (2011) Opioids and HIV/HCV infection. J NeuroImmune Pharmacol 6:477–489

Yeung M, Bhalla A, Birns J (2011) Recreational drug misuse and stroke. Curr Drug Abuse Rev 4:286–291

Yildiz D (2004) Nicotine, its metabolism and an overview of its biological effects. Toxicon 43:619–632

Neurobiologische Grundlagen des Drogenmissbrauchs

Drogenmissbrauch, -abhängigkeit und -sucht sind neurologische Verhaltensstörungen mit komplexem Ursprung. Die verstärkende Wirkung von Drogenmissbrauch hängt sowohl von der instrumentellen als auch von der klassischen Konditionierung ab. Darüber hinaus tragen viele Umwelt- und genetische Faktoren sowie epigenetische Anpassungen von Neuronen und neuronalen Schaltkreisen zu Missbrauch und Sucht bei (Volkow et al. 2019). In genomweiten Assoziationsstudien wurden mehrere Kandidatengenvarianten entdeckt, von denen man annimmt, dass sie am Drogenmissbrauch beteiligt sind. Die exakten genetischen Risikofaktoren für Drogenabhängigkeit und die Veränderungen der Genexpression, die mit Drogenmissbrauch einhergehen, sind jedoch noch nicht vollständig geklärt (Bannon et al. 2015; Bühler et al. 2015; Crist et al. 2019; Demontis et al. 2019; Enoch et al. 2014; Fernàndez-Castillo et al. 2013; Fürst et al. 2013; Hancock et al. 2015; Huggett und Stallings 2020; Johnson et al. 2020; Jones und Comer 2015; Kendler et al. 2007; Kuhar et al. 2001; Levran et al. 2012; Lichtermann et al. 2000; Mash et al. 2007; Nestler und Landsman 2001; Pierce et al. 2018; Prom-Wormley et al. 2017; Saad et al. 2019; Sherva et al. 2016; Sipe et al. 2002; Stallings et al. 2003; Sullivan et al. 2013; Torres und Horowitz 1999; Zhou et al. 2014). Ähnliche Ergebnisse wurden aus epigenetischen Studien abgeleitet, wie z. B. veränderte DNA-Methylierung und microRNAs- oder Histon-Modifikationen (Cecil et al. 2015; Feng und Nestler 2013; Fürst et al. 2013; Hamilton und Nestler 2019; Kalda und Zharkovsky 2015; Maze und Nestler 2011; Nestler 2014; Pierce et al. 2018; Robison und Nestler 2011; Rogge und Wood 2013; Sadri-Vakili 2015; Smith und Kenny 2018; Wong et al. 2011).

Darüber hinaus stammen die meisten Erkenntnisse über die neurobiologischen Grundlagen und Folgen des Drogenmissbrauchs aus Tiermodellen (Carvalho et al. 2012; Joffe et al. 2014; Kalivas et al. 2006; Köks 2015; O'Brien und Gardner 2005), während detaillierte Studien am Menschen selten sind. Zweifellos haben Tierstudien wesentlich zum Verständnis und zur Behandlung von Sucht beigetragen. Allerdings gibt es große Unterschiede zwischen den Spezies und eine große Variabilität im Versuchsdesign. Daher sind Extrapolationen der Ergebnisse von Tierversuchen

A. Büttner, *Neuropathologie des Drogenmissbrauchs*,
https://doi.org/10.1007/978-3-031-13619-1_2

auf die Situation beim Menschen nur sehr eingeschränkt möglich (Ahmed 2010; Bracken 2008; Carvalho et al. 2012; Field und Kersbergen 2020; Kiyatkin und Sharma 2019; Lacagnina et al. 2017; Shaerzadeh et al. 2018).

Die belohnenden (verstärkenden) Eigenschaften der meisten missbrauchten Substanzen werden durch Veränderungen des mesolimbischen dopaminergen Systems, des orbitofrontalen Kortex, des Nucleus accumbens und des Systems der erweiterten Amygdala vermittelt (Akil et al. 1997; Alcantara et al. 2011; Fürst et al. 2013; Gardner 2011; Goldstein und Volkow 2002, 2011; Hyman und Malenka 2001; Hyman et al. 2006; Joffe et al. 2014; Koob 1992, 2013; Koob und Volkow 2016; Leshner und Koob 1999; Lüscher 2016; Martin-Soelch et al. 2001; Nestler 1993, 2001; Nutt et al. 2015; Scofield et al. 2016; Shalev et al. 2002; Stewart 2000; Van den Oever et al. 2012; Volkow und Fowler 2000; Volkow et al. 2012, 2019; Weiss und Koob 2000). Zudem scheint der Locus coeruleus ein wichtiger Schlüsselkern für die Vermittlung von Drogenmissbrauch zu sein (Dyuizen und Lamash 2009; Gold 1993; Lane-Ladd et al. 1997; Nestler et al. 1999; Van Bockstaele et al. 2010).

Die drogeninduzierten Veränderungen und neurologischen Anpassungen der intrazellulären Botenstoffe, Transkriptionsfaktoren und rasch aktivierbaren Gene (immediate early genes) innerhalb dieser Belohnungs- und Anti-Belohnungs-Schaltkreise gelten als wichtigster Faktor für die Entwicklung von Sucht und den Verhaltensfolgen des chronischen Drogenmissbrauchs (Cunha-Oliveira et al. 2008; Harlan und Garcia 1998; Hyman und Malenka 2001; Nestler 1993, 2001; Kelz und Nestler 2000; Kirby et al. 2011; Nutt et al. 2015; Parsons und Hurd 2015; Rapaka und Sadée 2008; Ruffle 2014; Traynor und Neubig 2005; Uzbay und Oglesby 2001; Volkow et al. 2012, 2019; Zill et al. 2011).

Sowohl Studien an Menschen als auch an Tieren zeigten einen Zusammenhang zwischen chronischem Drogenmissbrauch und der Hochregulierung verschiedener neuroinflammatorischer Marker (Clark et al. 2013; Neri et al. 2013).

In jüngster Zeit hat sich auch gezeigt, dass das Kleinhirn als Vermittler zwischen Motorik und Belohnung sowie Motivation und kognitiven Kontrollsystemen an der Ätiologie der Sucht beteiligt ist (Blithikioti et al. 2019; Miquel et al. 2010, 2016; Moreno-Rius und Miquel 2017; Moreno-Rius 2019; Moulton et al. 2014).

Neben diesen strukturellen und funktionellen neuronalen Veränderungen spielt die Beteiligung von Gliazellen (Mikroglia, Astrozyten, Oligodendrozyten), z. B. bei drogeninduzierter synaptischer Plastizität und Neuroinflammation eine wichtige Rolle und wurde lange vernachlässigt (Clark et al. 2013; Coller und Hutchinson 2012; Kousik et al. 2012; Miguel-Hidalgo 2009; Moretti et al. 2019; Lacagnina et al. 2017; Linker et al. 2019; Sorensen und Lawrence 2009; Stellwagen et al. 2019; Zhang et al. 2020). Darüber hinaus können kompromittierende Wirkungen von Drogen auf die Struktur und Funktion der Blut-Hirn-Schranke (BHS) zu deren erhöhter Durchlässigkeit und in der Folge zu Störungen der Gehirnhomöostase und Neurotoxizität führen (Dietrich 2009; Egleton und Abbruscato 2014; Gonçalves et al. 2014; Kiyatkin und Sharma 2019; Kousik et al. 2012; O'Shea et al. 2014; Pimentel et al. 2020; Sharma und Ali 2006; Sharma et al. 2009). Für Details siehe Kap. 5.

Literatur

Ahmed SH (2010) Validation crisis in animal models of drug addiction: beyond non-disordered drug use toward drug addiction. Neurosci Biobehav Rev 35:172–184

Akil H, Meng F, Devine DP, Watson SJ (1997) Molecular and neuroanatomical properties of the endogenous opioid system: implications for treatment of opiate addiction. Semin Neurosci 9:70–83

Alcantara AA, Lim HY, Floyd CE, Garces J, Mendenhall JM, Lyons CL, Berlanga ML (2011) Cocaine- and morphine-induced synaptic plasticity in the nucleus accumbens. Synapse 65:309–320

Bannon MJ, Savonen CL, Hartley ZJ, Johnson MM, Schmidt CJ (2015) Investigating the potential influence of cause of death and cocaine levels on the differential expression of genes associated with cocaine abuse. PLoS One 10:e0117580

Blithikioti C, Miquel L, Batalla A, Rubio B, Maffei G, Herreros I, Gual A, Verschure P, Balcells-Oliveró M (2019) Cerebellar alterations in cannabis users: a systematic review. Addict Biol 24:1121–1137

Bracken MB (2008) Why animal studies are often poor predictors of human reactions to exposure. J R Soc Med 101:120–122

Bühler KM, Giné E, Echeverry-Alzate V, Calleja-Conde J, de Fonseca FR, López-Moreno JA (2015) Common single nucleotide variants underlying drug addiction: more than a decade of research. Addict Biol 20:856–871

Carvalho M, Carmo H, Costa VM, Capela JP, Pontes H, Remião F, Carvalho F, de Lourdes BM (2012) Toxicity of amphetamines: an update. Arch Toxicol 86:1167–1231

Cecil CAM, Walton E, Viding E (2015) DNA methylation, substance use and addiction: a systematic review of recent animal and human research from a developmental perspective. Curr Addict Rep 2:331–346

Clark KH, Wiley CA, Bradberry CW (2013) Psychostimulant abuse and neuroinflammation: emerging evidence of their interconnection. Neurotox Res 23:174–188

Coller JK, Hutchinson MR (2012) Implications of central immune signaling caused by drugs of abuse: mechanisms, mediators and new therapeutic approaches for prediction and treatment of drug dependence. Pharmacol Ther 134:219–245

Crist RC, Reiner BC, Berrettini WH (2019) A review of opioid addiction genetics. Curr Opin Psychol 27:31–35

Cunha-Oliveira T, Rego AC, Oliveira CR (2008) Cellular and molecular mechanisms involved in the neurotoxicity of opioid and psychostimulant drugs. Brain Res Rev 58:192–208

Demontis D, Rajagopal VM, Thorgeirsson TE, Als TD, Grove J (2019) Genome-wide association study implicates CHRNA2 in cannabis use disorder. Nat Neurosci 22:1066–1074

Dietrich JB (2009) Alteration of blood-brain barrier function by methamphetamine and cocaine. Cell Tissue Res 336:385–392

Dyuizen I, Lamash NE (2009) Histo- and immunocytochemical detection of inducible NOS and TNF-α in the locus coeruleus of human opiate addicts. J Chem Neuroanat 37:65–70

Egleton RD, Abbruscato T (2014) Drug abuse and the neurovascular unit. Adv Pharmacol 71:451–480

Enoch M-A, Rosser AA, Zhou Z, Mash DC, Yuan Q, Goldman D (2014) Expression of glutamatergic genes in healthy humans across 16 brain regions; altered expression in the hippocampus after chronic exposure to alcohol or cocaine. Genes Brain Behav 13:758–768

Feng J, Nestler EJ (2013) Epigenetic mechanisms of drug addiction. Curr Opin Neurobiol 23:521–528

Fernàndez-Castillo N, Roncero C, Grau-Lopez L, Barral C, Prat G, Rodriguez-Cintas L, Sánchez-Mora C, Gratacòs M, Ramos-Quiroga JA, Casas M, Ribasés M, Cormand B (2013) Association study of 37 genes related to serotonin and dopamine neurotransmission and neurotrophic factors in cocaine dependence. Genes Brain Behav 12:39–46

Field M, Kersbergen I (2020) Are animal models of addiction useful? Addiction 115:6–12

Fürst Z, Riba P, Al-Khrasani M (2013) New approach to the neurobiological mechanisms of addiction. Neuropsychopharmacol Hung 15:189–205

Gardner EL (2011) Addiction and brain reward and antireward pathways. Adv Psychosom Med 30:22–60

Gold MS (1993) Opiate addiction and the locus coeruleus. The clinical utility of clonidine, naltrexone, methadone, and buprenorphine. Psychiatr Clin N Am 16:61–73

Goldstein RZ, Volkow ND (2002) Drug addiction and its underlying neurobiological basis: neuroimaging evidence for the involvement of the frontal cortex. Am J Psychiatry 159:1642–1652

Goldstein RZ, Volkow ND (2011) Dysfunction of the prefrontal cortex in addiction: neuroimaging findings and clinical implications. Nat Rev Neurosci 12:652–669

Gonçalves J, Baptista S, Silva AP (2014) Psychostimulants and brain dysfunction: a review of the relevant neurotoxic effects. Neuropharmacology 87:135–149

Hamilton PJ, Nestler EJ (2019) Epigenetics and addiction. Curr Opin Neurobiol 59:128–136

Hancock DB, Levy JL, Gaddis NC, Glasheen C, Saccone NL, Page GP, Bierut LJ, Kral AH, Johnson EO (2015) Replication of ZNF804A gene variant associations with risk of heroin addiction. Genes Brain Behav 14:635–640

Harlan RE, Garcia MM (1998) Drugs of abuse and immediate-early genes in the forebrain. Mol Neurobiol 16:221–267

Huggett SB, Stallings MC (2020) Cocaine'omics: genome-wide and transcriptome-wide analyses provide biological insight into cocaine use and dependence. Addict Biol 25:e12719

Hyman SE, Malenka RC (2001) Addiction and the brain: the neurobiology of compulsion and its persistence. Nat Rev Neurosci 2:695–703

Hyman SE, Malenka RC, Nestler EJ (2006) Neural mechanisms of addiction: the role of reward-related learning and memory. Annu Rev Neurosci 29:565–598

Joffe ME, Grueter CA, Grueter BA (2014) Biological substrates of addiction. WIREs Cogn Sci 5:151–171

Johnson EC, Chang Y, Agrawal A (2020) An update on the role of common genetic variation underlying substance use disorders. Curr Genetic Med Rep 8:35–46

Jones JD, Comer SD (2015) A review of pharmacogenetic studies of substance-related disorders. Drug Alcohol Depend 152:1–14

Kalda A, Zharkovsky A (2015) Epigenetic mechanisms of psychostimulant-induced addiction. Int Rev Neurobiol 120:85–105

Kalivas PW, Peters J, Knackstedt L (2006) Animal models and brain circuits in drug addiction. Mol Interv 6:339–344

Kelz MB, Nestler EJ (2000) ΔfosB: a molecular switch underlying long-term neural plasticity. Curr Opin Neurol 13:715–720

Kendler KS, Myers J, Prescott CA (2007) Specificity of genetic and environmental risk factors for symptoms of cannabis, cocaine, alcohol, caffeine, and nicotine dependence. Arch Gen Psychiatry 64:1313–1320

Kirby LG, Zeeb FD, Winstanley CA (2011) Contributions of serotonin in addiction vulnerability. Neuropharmacology 61:421–432

Kiyatkin EA, Sharma HS (2019) Leakage of the blood-brain barrier followed by vasogenic edema as the ultimate cause of death induced by acute methamphetamine overdose. Int Rev Neurobiol 146:189–207

Köks S (2015) Experimental models on effects of psychostimulants. Int Rev Neurobiol 120:107–129

Koob GF (1992) Drugs of abuse: anatomy, pharmacology and function of reward pathways. Trends Pharmacol Sci 13:177–184

Koob GF (2013) Negative reinforcement in drug addiction: the darkness within. Curr Opin Neurobiol 23:559–563

Koob GF, Volkow ND (2016) Neurobiology of addiction: a neurocircuitry analysis. Lancet Psychiatry 3:760–773

Kousik SM, Napier TC, Carvey PM (2012) The effects of psychostimulant drugs on blood brain barrier function and neuroinflammation. Front Pharmacol 3:121

Kuhar MJ, Joyce A, Dominguez G (2001) Genes in drug abuse. Drug Alcohol Depend 62:157–162

Lacagnina MJ, Rivera PD, Bilbo SD (2017) Glial and neuroimmune mechanisms as critical modulators of drug use and abuse. Neuropsychopharmacology 42:156–177

Lane-Ladd SB, Pineda J, Boundy VA, Pfeuffer T, Krupinski J, Aghajanian GK, Nestler EJ (1997) CREB (cAMP response element-binding protein) in the locus coeruleus: biochemical, physiological, and behavioral evidence for a role in opiate dependence. J Neurosci 17:7890–7901

Leshner AI, Koob GF (1999) Drugs of abuse and the brain. Proc Assoc Am Physicians 111:99–108

Levran O, Yuferov V, Kreek MJ (2012) The genetics of the opioid system and specific drug addictions. Hum Genet 131:823–842

Lichtermann D, Franke P, Maier W, Rao ML (2000) Pharmacogenomics and addiction to opiates. Eur J Pharmacol 410:269–279

Linker KE, Cross SJ, Leslie FM (2019) Glial mechanisms underlying substance use disorders. Eur J Neurosci 50:2574–2589

Lüscher C (2016) The emergence of a circuit model for addiction. Annu Rev Neurosci 39:257–276

Martin-Soelch C, Chevalley A-F, Künig G, Missimer J, Magyar S, Mino A, Schultz W, Leenders KL (2001) Changes in reward-induced brain activation in opiate addicts. Eur J Neurosci 14:1360–1368

Mash DC, ffrench-Mullen J, Adi N, Qin Y, Buck A, Pablo J (2007) Gene expression in human hippocampus from cocaine abusers identifies genes which regulate extracellular matrix remodeling. PLoS One 2:e1187

Maze I, Nestler EJ (2011) The epigenetic landscape of addiction. Ann N Y Acad Sci 1216:99–113

Miguel-Hidalgo JJ (2009) The role of glial cells in drug abuse. Curr Drug Abuse Rev 2:76–82

Miquel M, Toledo R, García LI, Coria-Avila GA, Manzo J (2010) Why should we keep the cerebellum in mind when thinking about addiction? Curr Drug Abuse Rev 1:26–40

Miquel M, Vazquez-Sanroman D, Carbo-Gas M, Gil-Miravet I, Sanchis-Segura C, Carulli D, Manzo J, Coria-Avila GA (2016) Have we been ignoring the elephant in the room? Seven arguments for considering the cerebellum as part of addiction circuitry. Neurosci Biobehav Rev 60:1–11

Moreno-Rius J (2019) Opioid addiction and the cerebellum. Neurosci Biobehav Rev 107:238–251

Moreno-Rius J, Miquel M (2017) The cerebellum in drug craving. Drug Alcohol Depend 173:151–158

Moretti M, Belli G, Morini L, Monti MC, Osculati AMM, Visonà SD (2019) Drug abuse-related neuroinflammation in human postmortem brains: an immunohistochemical approach. J Neuropathol Exp Neurol 78:1059–1065

Moulton EA, Elman I, Becerra LR, Goldstein RZ, Borsook D (2014) The cerebellum and addiction: insights gained from neuroimaging research. Addict Biol 19:317–331

Neri M, Panata L, Bacci M, Fiore C, Riezzo I, Turillazzi E, Fineschi V (2013) Cytokines, chaperones and neuroinflammatory responses in heroin-related death: what can we learn from different patterns of cellular expression? Int J Mol Sci 14:19831–19845

Nestler EJ (1993) Cellular responses to chronic treatment with drugs of abuse. Crit Rev Neurobiol 7:23–39

Nestler EJ (2001) Molecular basis of long-term plasticity underlying addiction. Nat Rev Neurosci 2:119–128

Nestler EJ (2014) Epigenetic mechanisms of drug addiction. Neuropharmacology 76:259–268

Nestler EJ, Landsman D (2001) Learning about addiction from the genome. Nature 409:834–835

Nestler EJ, Alreja M, Aghajanian GK (1999) Molecular control of locus coeruleus neurotransmission. Biol Psychiatry 46:1131–1139

Nutt DJ, Lingford-Hughes A, Erritzoe D, Stokes PRA (2015) The dopamine theory of addiction: 40 years of highs and lows. Nat Rev Neurosci 16:305–312

O'Brien CP, Gardner EL (2005) Critical assessment of how to study addiction and its treatment: human and non-human animal models. Pharmacol Ther 108:18–58

O'Shea E, Urrutia A, Green AR, Colado MI (2014) Current preclinical studies on neuroinflammation and changes in blood–brain barrier integrity by MDMA and methamphetamine. Neuropharmacology 87:125–134

Parsons LH, Hurd YL (2015) Endocannabinoid signalling in reward and addiction. Nat Rev Neurosci 16:579–594

Pierce RC, Fant B, Swinford-Jackson SE, Heller EA, Berrettini WH, Wimmer ME (2018) Environmental, genetic and epigenetic contributions to cocaine addiction. Neuropsychopharmacology 43:1471–1480

Pimentel E, Sivalingam K, Doke M, Samikkannu T (2020) Effects of drugs of abuse on the blood-brain barrier: a brief overview. Front Neurosci 14:513

Prom-Wormley EC, Ebejer J, Dick DM, Bowers MS (2017) The genetic epidemiology of substance use disorder: a review. Drug Alcohol Depend 180:241–259

Rapaka RS, Sadée W (2008) Drug addiction: from basic research to therapy. Springer, Berlin

Robison AJ, Nestler EJ (2011) Transcriptional and epigenetic mechanisms of addiction. Nat Rev Neurosci 12:623–637

Rogge GA, Wood MA (2013) The role of histone acetylation in cocaine-induced neural plasticity and behavior. Neuropsychopharmacology 38:94–110

Ruffle JK (2014) Molecular neurobiology of addiction: what's all the (Δ)FosB about? Am J Drug Alcohol Abuse 40:428–437

Saad MH, Rumschlag M, Guerra MH, Savonen CL, Jaster AM, Olson PD, Alazizi A, Luca F, Pique-Regi R, Schmidt CJ, Bannon MJ (2019) Differentially expressed gene networks, biomarkers, long noncoding RNAs, and shared responses with cocaine identified in the midbrains of human opioid abusers. Sci Rep 9:1534

Sadri-Vakili G (2015) Cocaine triggers epigenetic alterations in the corticostriatal circuit. Brain Res 1628:50–59

Scofield MD, Heinsbroek JA, Gipson CD, Kupchik YM, Spencer S, Smith ACW, Roberts-Wolfe D, Kalivas PW (2016) The nucleus accumbens: mechanisms of addiction across drug classes reflect the importance of glutamate homeostasis. Pharmacol Rev 68:816–871

Shaerzadeh F, Streit WJ, Heysieattalab S, Khoshbouei H (2018) Methamphetamine neurotoxicity, microglia, and neuroinflammation. J Neuroinflammation 15:341

Shalev U, Grimm JW, Shaham Y (2002) Neurobiology of relapse to heroin and cocaine seeking: a review. Pharmacol Rev 54:1–42

Sharma HS, Ali SF (2006) Alterations in blood-brain barrier function by morphine and methamphetamine. Ann N Y Acad Sci 1074:198–224

Sharma HS, Muresanu D, Sharma A, Patnaik R (2009) Cocaine-induced breakdown of the blood-brain barrier and neurotoxicity. Int Rev Neurobiol 88:297–334

Sherva R, Wang Q, Kranzler H, Zhao H, Koesterer R, Herman A, Farrer LA, Gelernter J (2016) Genome-wide association study of cannabis dependence severity, novel risk variants, and shared genetic risks. JAMA Psychiat 73:472–480

Sipe JC, Chiang K, Gerber AL, Beutler E, Cravatt BF (2002) A missense mutation in human fatty acid amide hydrolase associated with problem drug use. Proc Natl Acad Sci U S A 99:8394–8399

Smith ACW, Kenny PJ (2018) MicroRNAs regulate synaptic plasticity underlying drug addiction. Genes Brain Behav 17:e12424

Sorensen RG, Lawrence DMP (2009) Glial cells and drugs of abuse in the nervous system. Drug Alcohol Depend 102:166–169

Stallings MC, Corley RP, Hewitt JK, Krauter KS, Lessem JM, Mikulich SK, Rhee SH, Smolen A, Young SE, Crowley TJ (2003) A genome-wide search for quantitative trait loci influencing substance dependence vulnerability in adolescence. Drug Alcohol Depend 70:295–307

Stellwagen D, Kemp GM, Valade S, Chambon J (2019) Glial regulation of synaptic function in models of addiction. Curr Opin Neurobiol 57:179–185

Stewart J (2000) Pathways to relapse: the neurobiology of drug- and stress-induced relapse to drug-taking. J Psychiatry Neurosci 25:125–136

Sullivan D, Pinsonneault JK, Papp AC, Zhu H, Lemeshow S, Mash DC, Sadee W (2013) Dopamine transporter DAT and receptor DRD2 variants affect risk of lethal cocaine abuse: a gene-gene-environment interaction. Transl Psychiatry 3:e222

Torres G, Horowitz JM (1999) Drugs of abuse and brain gene expression. Psychosom Med 61:630–650

Traynor JR, Neubig RR (2005) Regulators of g protein signaling and drugs of abuse. Mol Interv 5:30–41

Uzbay IT, Oglesby MW (2001) Nitric oxide and substance dependence. Neurosci Biobehav Rev 25:43–52

Van Bockstaele EJ, Reyes BAS, Valentino RJ (2010) The locus coeruleus: a key nucleus where stress and opioids intersect to mediate vulnerability to opiate abuse. Brain Res 1314:162–174

Van den Oever MC, Spijker S, Smit AB (2012) The synaptic pathology of drug addiction. Adv Exp Med Biol 970:469–491

Volkow ND, Fowler JS (2000) Addiction, a disease of compulsion and drive: involvement of the orbitofrontal cortex. Cereb Cortex 10:318–325

Volkow ND, Wang G-J, Fowler JS, Tomasi D (2012) Addiction circuitry in the human brain. Annu Rev Pharmacol Toxicol 52:321–336

Volkow ND, Michaelides M, Baler R (2019) The neuroscience of drug reward and addiction. Physiol Rev 99:2115–2140

Weiss F, Koob GF (2000) Drug addiction: functional neurotoxicity of the brain reward systems. Neurotox Res 3:145–156

Wong CCY, Mill J, Fernandes C (2011) Drugs and addiction: an introduction to epigenetics. Addiction 106:480–489

Zhang H, Largent-Milnes TM, Vanderah TW (2020) Glial neuroimmune signaling in opioid reward. Brain Res Bull 155:102–111

Zhou Y, Michelhaugh SK, Schmidt CJ, Liu JS, Bannon MJ, Lin Z (2014) Ventral midbrain correlation between genetic variation and expression of the dopamine transporter gene in cocaine-abusing versus non-abusing subjects. Addict Biol 19:122–131

Zill P, Vielsmeier V, Büttner A, Eisenmenger W, Siedler F, Scheffer B, Möller HJ, Bondy B (2011) Postmortem proteomic analysis in human amygdala of drug addicts: possible impact of tubulin on drug abusing behavior. Eur Arch Psychiatry Clin Neurosci 261:121–131

Neuroimaging-Studien bei Drogenkonsumenten

3

Neuroimaging-Studien haben zahlreiche Veränderungen in verschiedenen, jedoch drogenabhängigen Hirnregionen von Drogenkonsumenten ergeben (Bachhuber 2018; Bodea 2017; Brown et al. 2016; Chaudhry et al. 2016; Ersche et al. 2013a; Geibprasert et al. 2010; Kaufman 2001; Naveed et al. 2019; Netrakom et al. 1999; Tamrazi und Almast 2012). Systeme, die der Hemmung, der Stimmungsregulation und der Belohnung zugrunde liegen, sind besonders beteiligt (Brown et al. 2016; Volkow und Fowler 2000). Allerdings variieren die Ergebnisse dieser Studien erheblich, was zum Teil auf das breite Methodenspektrum und die unterschiedliche Zusammensetzung der Studiengruppen zurückzuführen ist.

In *computertomographischen* Untersuchungen (*CT*) wurde eine diffuse Hirnatrophie aufgezeigt (Pascual-Leone et al. 1991; Pezawas et al. 1998; Strang und Gurling 1989).

In der *Magnetresonanztomographie* (*MRT*) wurden verringerte Volumina der grauen und weißen Substanz in verschiedenen Hirnregionen nachgewiesen (Barrós-Loscertales et al. 2011; Bartzokis et al. 2000; Battistella et al. 2014; Berman et al. 2008; Burggren et al. 2018; Demirakca et al. 2011; Ersche et al. 2011, 2013b; Gardini und Venneri 2012; Hall et al. 2015; Ide et al. 2014; Jan et al. 2012; Kaag et al. 2018; Koester et al. 2012; Lim et al. 2008; Lin et al. 2018; Livny et al. 2018; Lorenzetti et al. 2016; Lyoo et al. 2006; Mackey und Paulus 2013; Noyan et al. 2016; Nurmedov et al. 2015; Schlaepfer et al. 2007; Schuch-Goi et al. 2017; Seifert et al. 2015; Solowij et al. 2011; Suckling und Nestor 2017; Wang et al. 2012, 2016; Wollman et al. 2017; Yücel et al. 2008). Zudem zeigten sich fokale Demyelinisierungen und hyperintense Läsionen in der weißen Substanz, die auf ischämische Läsionen zurückgeführt wurden (Alaee et al. 2014; Lim et al. 2008; Bae et al. 2006; Bartzokis et al. 1999; Lyoo et al. 2004). Interessanterweise wurde in einigen Studien kein Zusammenhang zwischen Cannabismissbrauch und Standardvolumen- oder -Form subkortikaler Strukturen (Weiland et al. 2015) oder der kortikalen Morphologie (Chye et al. 2019) festgestellt.

A. Büttner, *Neuropathologie des Drogenmissbrauchs*,
https://doi.org/10.1007/978-3-031-13619-1_3

Die Einzelphotonen-Emissions-Computertomographie (SPECT) zeigte bei Drogenkonsumenten eine Abnahme der globalen Hirnperfusion sowie fokale Perfusionsdefizite in verschiedenen Hirnarealen (Botelho et al. 2006; Browndyke et al. 2004; Chang et al. 2000; Danos et al. 1998; Ernst et al. 2000a; Gottschalk und Kosten 2002; Holman et al. 1991; Johnson et al. 2005; Mena et al. 2005; Pezawas et al. 2002; Strickland et al. 1993; Tumeh et al. 1990; Tunving et al. 1986). Als Ursache werden die vasokonstriktiven Wirkungen einiger Substanzen, eine direkte Wirkung auf den regionalen zerebralen Blutfluss, drogeninduzierte Veränderungen von Monoaminen mit Beeinträchtigung des Gefäßtonus oder sekundäre Veränderungen aufgrund struktureller Hirnveränderungen diskutiert.

In der *Positronen-Emissions-Tomographie (PET)* wurde ein verminderter Glukosestoffwechsel in verschiedenen Hirnregionen nachgewiesen (Jan et al. 2012; Kim et al. 2005; London et al. 1990; Mena et al. 2005; Moreno-López et al. 2012; Schreckenberger et al. 1999; Volkow et al. 1991, 1996). Darüber zeigten sich nach Drogenexposition unter Verwendung einer breiten Palette von PET-Liganden verschiedene Veränderungen von ZNS-Transportern und -Rezeptoren (Buchert et al. 2003, 2004; Di Iorio et al. 2012; Jan et al. 2012; McCann et al. 1998; Müller et al. 2019; Sekine et al. 2001; Solingapuram Sai et al. 2019; Tai et al. 2011; Vegting et al. 2016; Volkow et al. 2001a, b). Durch die Verwendung von PET in Verbindung mit neuropsychologischen Tests wurden durch die Korrelation mit Bildgebungsdaten Erkenntnisse über die verhaltensbezogenen oder psychopathologischen Auswirkungen von Drogenmissbrauch gewonnen (Gatley et al. 2005).

In Studien mit *Protonen-Magnetresonanz-Spektroskopie (MRS)* wurden zahlreiche neurochemische Veränderungen festgestellt, die auf neuronale Schäden hinweisen (Abé et al. 2013; Crocker et al. 2017; Ernst et al. 2000b; Haselhorst et al. 2002; Kaufman et al. 1999; Licata und Renshaw 2010; Magalhaes 2005; Meyerhoff et al. 1999; Silveri et al. 2004; Sung et al. 2007, 2013; Yücel et al. 2007). Neurochemische Anomalien werden auch auf Veränderungen in nicht-neuronalen (z. B. glialen) Geweben zurückgeführt (Chang et al. 1997, 1999; Licata und Renshaw 2010; Meyerhoff et al. 1999). Einige Marker scheinen sich nach Abstinenz zu normalisieren (Salo et al. 2011; Silveri et al. 2004; Sung et al. 2007). Kokainmissbrauch wurde mit einem veränderten kortikalen Glukosestoffwechsel (Hulka et al. 2016) und einer reduzierten basalen Glutamatkonzentrationen im Nucleus accumbens (Engeli et al. 2021) in Verbindung gebracht.

Die Diffusions-Tensor-Bildgebung (DIT) ergab mikrostrukturelle Anomalien in der weißen Substanz von Drogenkonsumenten in verschiedenen Hirnregionen einschließlich des Corpus callosum, was auf eine gestörte strukturelle Konnektivität und axonale Schädigung hindeutet (Alicata et al. 2009; Arnone et al. 2008; Beard et al. 2019; Becker et al. 2015; Bell et al. 2011; Bora et al. 2012; Hampton et al. 2019; Ivers et al. 2018; Jakabek et al. 2016; Kaag et al. 2017; Li et al. 2013; Liu et al. 2008; Ma et al. 2009; Rigucci et al. 2016; Romero et al. 2010; Sun et al. 2017; Tobias et al. 2010; Zalesky et al. 2012; Zhang et al. 2016). Die zugrundeliegenden Ursachen dieser Dysregulation von Struktur und Funktion der weißen Substanz sind jedoch noch nicht geklärt.

Zu den möglichen pathologischen Mechanismen, die diesen strukturellen Anomalien zugrunde liegen, zählen die direkten toxischen Auswirkungen des Drogenmissbrauchs, oxidativer Stress, Neuroinflammation, Glutamat-vermittelte Exzitotoxizität, Ischämie, Blutungen und abweichende Hirnentwicklung (Brown et al. 2016; Meyerhoff 2017). Die zugrundeliegenden Ursachen oder mögliche neuropathologische Korrelate der Mehrzahl der beobachteten Befunde sind jedoch noch unklar. Eine weitere offene Frage ist die Kausalität, inwieweit die beobachteten zerebralen Auffälligkeiten durch die toxischen Wirkungen der Drogen verursacht werden, oder ob diese Veränderungen möglicherweise schon vor dem Drogenmissbrauch bestanden und die Betroffenen anfällig für die Entwicklung von Missbrauch und Abhängigkeit gemacht haben (Ersche et al. 2013a). Darüber hinaus ist unklar, inwieweit diese Veränderungen reversibel sind (Hampton et al. 2019; Wang et al. 2012).

Literatur

Abé C, Mon A, Durazzo TC, Pennington DL, Schmidt TP, Meyerhoff DJ (2013) Polysubstance and alcohol dependence: unique abnormalities of magnetic resonance-derived brain metabolite levels. Drug Alcohol Depend 130:30–37

Alaee A, Zarghami M, Farnia S, Khademloo M, Khoddad T (2014) Comparison of brain white matter hyperintensities in methamphetamine and methadone dependent patients and healthy controls. Iran J Radiol 11:e14275

Alicata D, Chang L, Cloak C, Abe K, Ernst T (2009) Higher diffusion in striatum and lower fractional anisotropy in white matter of methamphetamine users. Psychiatry Res Neuroimaging 174:1–8

Arnone D, Barrick TR, Chengappa S, Mackay CE, Clark CA, Abou-Saleh MT (2008) Corpus callosum damage in heavy marijuana use: preliminary evidence from diffusion tensor tractography and tract-based spatial statistics. NeuroImage 41:1067–1074

Bachhuber A (2018) Schäden des Zentralnervensystems bei Drogenkonsum. Radiologe 58:1054–1059

Bae SC, Lyoo IK, Sung YH, Yoo J, Chung A, Yoon S-J, Kim D-J, Hwang J, Kim SJ, Renshaw PF (2006) Increased white matter hyperintensities in male methamphetamine abusers. Drug Alcohol Depend 81:83–88

Barrós-Loscertales A, Garavan H, Bustamante JC, Ventura-Campos N, Llopis JJ, Belloch V, Parcet MA, Avila C (2011) Reduced striatal volume in cocaine-dependent patients. NeuroImage 56:1021–1026

Bartzokis G, Goldstein IB, Hance DB, Beckson M, Shapiro D, Lu PH, Edwards N, Mintz J, Bridge P (1999) The incidence of T2-weighted MR imaging signal abnormalities in the brain of cocaine-dependent patients is age-related and region-specific. AJNR Am J Neuroradiol 20:1628–1635

Bartzokis G, Beckson M, Lu PH, Edwards N, Rapoport R, Wiseman E, Bridge P (2000) Age-related brain volume reductions in amphetamine and cocaine addicts and normal controls: implications for addiction research. Psychiatry Res 98:93–102

Battistella G, Fornari E, Annoni JM, Chtioui H, Dao K, Fabritius M, Favrat B, Mall JF, Maeder P, Giroud C (2014) Long-term effects of cannabis on brain structure. Neuropsychopharmacology 39:2041–2048

Beard CL, Schmitz JM, Soder HE, Suchting R, Yoon JH, Hasan KM, Narayana PA, Moeller FG, Lane SD (2019) Regional differences in white matter integrity in stimulant use disorders: a meta-analysis of diffusion tensor imaging studies. Drug Alcohol Depend 201:29–37

Becker MP, Collins PF, Lim KO, Muetzel RL, Luciana M (2015) Longitudinal changes in white matter microstructure after heavy cannabis use. Dev Cogn Neurosci 16:23–35

Bell RP, Foxe JJ, Nierenberg J, Hoptman MJ, Garavan H (2011) Assessing white matter integrity as a function of abstinence duration in former cocaine-dependent individuals. Drug Alcohol Depend 114:159–168

Berman S, O'Neill J, Fears S, Bartzokis G, London ED (2008) Abuse of amphetamines and structural abnormalities in the brain. Ann N Y Acad Sci 1141:195–220

Bodea SV (2017) ZNS-Stoffwechsel bei Missbrauch von Hochrisikodrogen. Erkenntnisse durch 1H- und 31P-MRS sowie PET. Radiologe 57:443–449

Bora E, Yücel M, Fornito A, Pantelis C, Harrison BJ, Cocchi L, Pell G, Lubman DI (2012) White matter microstructure in opiate addiction. Addict Biol 17:141–148

Botelho MF, Relvas JS, Abrantes M, Cunha MJ, Marques TR, Rovira E, Fontes Ribeiro CA, Macedo T (2006) Brain blood flow SPET imaging in heroin abusers. Ann N Y Acad Sci 1074:466–477

Brown GG, Jacobus J, McKenna B (2016) Structural imaging for addiction medicine: from neurostructure to neuroplasticity. Prog Brain Res 224:105–127

Browndyke JN, Tucker KA, Woods SP, Beauvais J, Cohen RA, Gottschalk PCH, Kosten TR (2004) Examining the effect of cerebral perfusion abnormality magnitude on cognitive performance in recently abstinent chronic cocaine abusers. J Neuroimaging 14:162–169

Buchert R, Thomasius R, Nebeling B, Petersen K, Obrocki J, Jenicke L, Wilke F, Wartberg L, Zapletalova P, Clausen M (2003) Long-term effects of „ecstasy" use on serotonin transporters of the human brain investigated by PET. J Nucl Med 44:375–384

Buchert R, Thomasius R, Wilke F, Nebeling B, Obrocki J, Schulze O, Schmidt U, Clausen M (2004) A voxel-based PET investigation of the long-term effects of „ecstasy" consumption on brain serotonin transporters. Am J Psychiatry 161:1181–1189

Burggren AC, Siddarth P, Siddarth P, London ED, Harrison M, Merrill DA, Small GW, Bookheimer SY (2018) Subregional hippocampal thickness abnormalities in older adults with a history of heavy cannabis use. Cannabis Cannabinoid Res 3:242–251

Chang L, Mehringer CM, Ernst T, Melchor R, Myers H, Forney D, Satz P (1997) Neurochemical alterations in asymptomatic abstinent cocaine users: a proton magnetic resonance spectroscopy study. Biol Psychiatry 42:1105–1114

Chang L, Ernst T, Grob CS, Poland RE (1999) Cerebral 1H MRS alterations in recreational 3,4-methylenedioxymethamphetamine (MDMA, „ecstasy") users. J MRI 10:521–526

Chang L, Grob CS, Ernst T, Itti L, Mishkin FS, Jose-Melchor R, Poland RE (2000) Effect of ecstasy [3,4-methylenedioxymethamphetamine (MDMA)] on cerebral blood flow: a co-registered SPECT and MRI study. Psychiatry Res 98:15–28

Chaudhry AA, Gul M, Baker KS, Gould ES (2016) Radiologic manifestations of recreational drug abuse. Contemp Diagn Radiol 39:1–8

Chye Y, Suo C, Lorenzetti V, Batalla A, Cousijn J, Goudriaan AE, Martin-Santos R, Whittle S, Solowij N, Yücel M (2019) Cortical surface morphology in long-term cannabis users: a multi-site MRI study. Eur Neuropsychopharmacol 29:257–265

Crocker CE, Purdon SE, Hanstock CC, Lakusta B, Seres P, Tibbo PG (2017) Enduring changes in brain metabolites and executive functioning in abstinent cocaine users. Drug Alcohol Depend 178:435–442

Danos P, Kasper S, Grünwald F, Klemm E, Krappel C, Broich K, Höflich G, Overbeck B, Biersack HJ, Möller HJ (1998) Pathological regional cerebral blood flow in opiate-dependent patients during withdrawal: a HMPAO-SPECT study. Neuropsychobiology 37:194–199

Demirakca T, Sartorius A, Ende G, Meyer N, Welzel H, Skopp G, Mann K, Hermann D (2011) Diminished gray matter in the hippocampus of cannabis users: possible protective effects of cannabidiol. Drug Alcohol Depend 114:242–245

Di Iorio CR, Watkins TJ, Dietrich MS, Cao A, Blackford JU, Rogers B, Ansari MS, Baldwin RM, Li R, Kessler RM, Salomon RM, Benningfield M, Cowan RL (2012) Evidence for chronically altered serotonin function in the cerebral cortex of female 3,4-methylenedioxymethamphetamine polydrug users. Arch Gen Psychiatry 69:399–409

Engeli EJE, Zoelch N, Hock A, Nordt C, Hulka LM, Kirschner M, Scheidegger M, Esposito F, Baumgartner MR, Henning A, Seifritz E, Quednow BB, Herdener M (2021) Impaired glutamate homeostasis in the nucleus accumbens in human cocaine addiction. Mol Psychiatry 26:5277–5285

Ernst T, Chang L, Oropilla G, Gustavson A, Speck O (2000a) Cerebral perfusion abnormalities in abstinent cocaine abusers: a perfusion MRI and SPECT study. Psychiatry Res 99:63–74

Ernst T, Chang L, Leonido-Yee M, Speck O (2000b) Evidence for long-term neurotoxicity associated with methamphetamine abuse. A 1H MRS study. Neurology 54:1344–1349

Ersche KD, Barnes A, Jones PS, Morein-Zamir S, Robbins TW, Bullmore ET (2011) Abnormal structure of frontostriatal brain systems is associated with aspects of impulsivity and compulsivity in cocaine dependence. Brain 134:2013–2024

Ersche KD, Williams GB, Robbins TW, Bullmore ET (2013a) Meta-analysis of structural brain abnormalities associated with stimulant drug dependence and neuroimaging of addiction vulnerability and resilience. Curr Opin Neurobiol 23:615–624

Ersche KD, Jones PS, Williams GB, Robbins TW, Bullmore ET (2013b) Cocaine dependence: a fast-track for brain ageing? Mol Psychiatry 18:134–135

Gardini S, Venneri A (2012) Reduced grey matter in the posterior insula as a structural vulnerability or diathesis to addiction. Brain Res Bull 87:205–211

Gatley SJ, Volkow ND, Wang G-J, Fowler JS, Logan J, Ding Y-S, Gerasimov M (2005) PET imaging in clinical drug abuse research. Curr Pharm Des 11:3203–3219

Geibprasert S, Gallucci M, Krings T (2010) Addictive illegal drugs: structural neuroimaging. AJNR Am J Neuroradiol 31:803–808

Gottschalk PC, Kosten TR (2002) Cerebral perfusion defects in combined cocaine and alcohol dependence. Drug Alcohol Depend 68:95–104

Hall MG, Alhassoon OM, Stern MJ, Wollman SC, Kimmel CL, Perez-Figueroa A, Radua J (2015) Gray matter abnormalities in cocaine versus methamphetamine-dependent patients: a neuroimaging meta-analysis. Am J Drug Alcohol Abuse 41:290–299

Hampton WH, Hanik IM, Olson IR (2019) Substance abuse and white matter: findings, limitations, and future of diffusion tensor imaging research. Drug Alcohol Depend 197:288–298

Haselhorst R, Dürsteler KM, Scheffler K, Ladewig D, Müller-Spahn F, Stohler R, Seelig J, Seifritz E (2002) Frontocortical N-acetylaspartate reduction associated with long-term IV heroin use. Neurology 58:305–307

Holman BL, Carvalho PA, Mendelson J, Teoh SK, Nardin R, Hallgring E, Hebben N, Johnson KA (1991) Brain perfusion is abnormal in cocaine-dependent polydrug users: a study using technetium-99m-HMPAO and aspect. J Nucl Med 32:1206–1210

Hulka LM, Scheidegger M, Vonmoos M, Preller KH, Baumgartner MR, Herdener M, Seifritz E, Henning A, Quednow BB (2016) Glutamatergic and neurometabolic alterations in chronic cocaine users measured with 1H-magnetic resonance spectroscopy. Addict Biol 21:205–217

Ide JS, Zhang S, Hu S, Sinha R, Mazure CM, Li CS (2014) Cerebral gray matter volumes and low-frequency fluctuation of BOLD signals in cocaine dependence: duration of use and gender difference. Drug Alcohol Depend 134:51–62

Ivers J-H, Fitzgerald J, Whelan C, Sweeney B, Keenan E, Fagan A, McMarrow J, Meany J, Barry J, Frodl T (2018) Progressive white matter impairment as a predictor of outcome in a cohort of opioid-dependent patient's post-detoxification. Addict Biol 23:304–312

Jakabek D, Yücel M, Lorenzetti V, Solowij N (2016) An MRI study of white matter tract integrity in regular cannabis users: effects of cannabis use and age. Psychopharmacology 233:3627–3637

Jan RK, Kydd RR, Russell BR (2012) Functional and structural brain changes associated with methamphetamine abuse. Brain Sci 2:434–448

Johnson BA, Dawes MA, Roache JD, Wells LT, Ait-Daoud N, Mauldin JB, Wang Y, Lancaster JL, Fox PT (2005) Acute intravenous low- and high-dose cocaine reduces quantitative global and regional cerebral blood flow in recently abstinent subjects with cocaine use disorder. J Cereb Blood Flow Metab 25:928–936

Kaag AM, van Wingen GA, Caan MWA, Homberg JR, van den Brink W, Reneman L (2017) White matter alterations in cocaine users are negatively related to the number of additionally (ab)used substances. Addict Biol 22:1048–1056

Kaag AM, Schulte MHJ, Jansen JM, van Wingen G, Homberg J, van den Brink W, Wiers RW, Schmaal L, Goudriaan AE, Reneman L (2018) The relation between gray matter volume and the use of alcohol, tobacco, cocaine and cannabis in male polysubstance users. Drug Alcohol Depend 187:186–194

Kaufman MJ (2001) Brain imaging in substance abuse: research, clinical, and forensic applications. Humana Press, Totowa

Kaufman MJ, Pollack MH, Villafuerte RA, Kukes TJ, Rose SL, Mendelson JH, Cohen BM, Renshaw PF (1999) Cerebral phosphorus metabolite abnormalities in opiate-dependent polydrug abusers in methadone maintenance. Psychiatry Res 90:143–152

Kim SJ, Lyoo IK, Hwang J, Sung YH, Lee HY, Lee DS, Jeong D-U, Renshaw PF (2005) Frontal glucose hypometabolism in abstinent methamphetamine users. Neuropsychopharmacology 30:1383–1391

Koester P, Tittgemeyer M, Wagner D, Becker B, Gouzoulis-Mayfrank E, Daumann J (2012) Cortical thinning in amphetamine-type stimulant users. Neuroscience 221:182–192

Li W, Li Q, Zhu J, Qin Y, Zheng Y, Chang H, Zhang D, Wang H, Wang L, Wang Y, Wang W (2013) White matter impairment in chronic heroin dependent. A quantitative DTI study. Brain Res 1531:58–64

Licata SC, Renshaw PF (2010) Neurochemistry of drug action: insights from proton magnetic resonance spectroscopic imaging and their relevance to addiction. Ann N Y Acad Sci 1187:148–171

Lim KO, Wozniak JR, Mueller BA, Franc DT, Specker SM, Rodriguez CP, Silverman AB, Rotrosen JP (2008) Brain macrostructural and microstructural abnormalities in cocaine dependence. Drug Alcohol Depend 92:164–172

Lin HC, Wang PW, Wu HC, Ko CH, Yang YH, Yen CF (2018) Altered gray matter volume and disrupted functional connectivity of dorsolateral prefrontal cortex in males with heroin dependence. Psychiatry Clin Neurosci 72:435–444

Liu H, Li L, Hao Y, Cao D, Xu L, Rohrbaugh R, Xue Z, Hao W, Shan B, Liu Z (2008) Disrupted white matter integrity in heroin dependence: a controlled study utilizing diffusion tensor imaging. Am J Drug Alcohol Abuse 34:562–574

Livny A, Cohen K, Tik N, Tsarfaty G, Rosca P, Weinstein A (2018) The effects of synthetic cannabinoids (SCs) on brain structure and function. Eur Neuropsychopharmacol 28:1047–1057

London ED, Cascella NG, Wong DF, Phillips RL, Dannals RF, Links JM, Herning R, Grayson R, Jaffe JH, Wagner HN Jr (1990) Cocaine-induced reduction of glucose utilization in human brain. Arch Gen Psychiatry 47:567–574

Lorenzetti V, Solowij N, Yücel M (2016) The role of cannabinoids in neuroanatomic alterations in cannabis users. Biol Psychiatry 79:e17–e31

Lyoo IK, Streeter CC, Ahn KH, Lee HK, Pollack MH, Silveri MM, Nassar LE, Levin JM, Sarid-Segal O, Ciraulo DA, Renshaw PF, Kaufman MJ (2004) White matter hyperintensities in subjects with cocaine and opiate dependence and healthy comparison subjects. Psychiatry Res 131:135–145

Lyoo IK, Pollack MH, Silveri MM, Ahn KH, Diaz CI, Hwang J, Kim SJ, Yurgelun-Todd D, Kaufman MJ, Renshaw PF (2006) Prefrontal and temporal gray matter density decreases in opiate dependence. Psychopharmacology 184:139–144

Ma L, Hasan KM, Steinberg JL, Narayana PA, Lane SD, Zuniga EA, Kramer LA, Moeller FG (2009) Diffusion tensor imaging in cocaine dependence: regional effects of cocaine on corpus callosum and effect of cocaine administration route. Drug Alcohol Depend 104:262–267

Mackey S, Paulus M (2013) Are there volumetric brain differences associated with the use of cocaine and amphetamine-type stimulants? Neurosci Biobehav Rev 37:300–316

Magalhaes AC (2005) Functional magnetic resonance and spectroscopy in drug and substance abuse. Top Magn Reson Imaging 16:247–251

McCann UD, Wong DF, Yokoi F, Villemagne VL, Dannals RF, Ricaurte G (1998) Reduced striatal dopamine transporter density in abstinent methamphetamine and methcathinone users: evidence from positron emission tomography studies with [11C]WIN-35,428. J Neurosci 18:8417–8422

Mena JC, Cuellar H, Vargas D, Riascos R (2005) PET and SPECT in drug and substance abuse. Top Magn Reson Imaging 16:253–256

Meyerhoff DJ (2017) Structural neuroimaging in polysubstance users. Curr Opin Behav Sci 13:13–18

Meyerhoff DJ, Bloomer C, Schuff N, Ezekiel F, Norman D, Clark W, Weiner MW, Fein G (1999) Cortical metabolite alterations in abstinent cocaine and cocaine/alcohol-dependent subjects: proton magnetic resonance spectroscopic imaging. Addict Biol 4:405–419

Moreno-López L, Stamatakis EA, Fernández-Serrano MJ, Gómez-Río M, Rodríguez-Fernández A, Pérez-García M, Verdejo-García A (2012) Neural correlates of the severity of cocaine, heroin, alcohol, MDMA and cannabis use in polysubstance abusers: a resting-PET brain metabolism study. PLoS One 7:e39830

Müller F, Brändle R, Liechti ME, Borgwardt S (2019) Neuroimaging of chronic MDMA („ecstasy") effects: a meta-analysis. Neurosci Biobehav Rev 96:10–20

Naveed MA, Feizi P, Mehta RI (2019) Neuroimaging of substance abuse. Neurographics 9:18–32

Netrakom P, Krasuki JS, Miller NS, O'Tuama LA (1999) Structural and functional neuroimaging findings in substance-related disorders. Psychiatr Clin North Am 22:313–329

Noyan CO, Kose S, Nurmedov S, Metin B, Darcin AE, Dilbaz N (2016) Volumetric brain abnormalities in polysubstance use disorder patients. Neuropsychiatr Dis Treat 12:1355–1363

Nurmedov S, Metin B, Ekmen S, Noyan O, Yilmaz O, Darcin A, Dilbaz N (2015) Thalamic and cerebellar gray matter volume reduction in synthetic cannabinoids users. Eur Addict Res 21:315–320

Pascual-Leone A, Dhuna A, Anderson DC (1991) Cerebral atrophy in habitual cocaine users. A planimetric CT study. Neurology 41:34–38

Pezawas LM, Fischer G, Diamant K, Schneider C, Schindler SD, Thurnher M, Ploechl W, Eder H, Kasper S (1998) Cerebral CT findings in male opioid-dependent patients: stereological, planimetric and linear measurements. Psychiatry Res Neuroimaging 83:139–147

Pezawas LM, Fischer G, Podreka I, Schindler S, Brücke T, Jagsch R, Thurnher M, Kasper S (2002) Opioid addiction changes cerebral blood flow symmetry. Neuropsychobiology 45:67–73

Rigucci S, Marques TR, Di Forti M, Taylor H, Mondelli V, Bonaccorso S, Simmons A, David AS, Girardi P, Pariante CM, Murray RM, Dazzan P (2016) Effect of high-potency cannabis on corpus callosum microstructure. Psychol Med 46:841–854

Romero MJ, Asensio S, Palau C, Sanchez A, Romero FJ (2010) Cocaine addiction: diffusion tensor imaging study of the inferior frontal and anterior cingulate white matter. Psychiatry Res Neuroimaging 181:57–63

Salo R, Buonocore MH, Leamon M, Natsuaki Y, Waters C, Moore CD, Galloway GP, Nordahl TE (2011) Extended findings of brain metabolite normalization in MA-dependent subjects across sustained abstinence: a proton MRS study. Drug Alcohol Depend 113:133–138

Schlaepfer TE, Lancaster E, Heidbreder R, Strain EC, Kosel M, Fisch H-U, Pearlson GD (2007) Decreased frontal white-matter volume in chronic substance abuse. Int J Neuropsychopharmacol 9:147–153

Schreckenberger M, Gouzoulis-Mayfrank E, Sabri O, Arning C, Zimny M, Zeggel T, Wagenknecht G, Kaiser H-J, Sass H, Buell U (1999) „Ecstasy"–induced changes of cerebral glucose metabolism and their correlation to acute psychopathology. An 18-FDG PET study. Eur J Nucl Med 26:1572–1579

Schuch-Goi SB, Goi PD, Bermudez M, Fara LS, Kessler FP, Pechansky F, Gama CS, Massuda R, von Diemen L (2017) Accumbens volumes are reduced among crack-cocaine users. Neurosci Lett 645:86–89

Seifert CL, Magon S, Sprenger T, Lang UE, Huber CG, Denier N, Vogel M, Schmidt A, Radue E-W, Borgwardt S, Walter M (2015) Reduced volume of the nucleus accumbens in heroin addiction. Eur Arch Psychiatry Clin Neurosci 265:637–645

Sekine Y, Iyo M, Ouchi Y, Matsunaga T, Tsukada H, Okada H, Yoshikawa E, Futatsubashi M, Takei N, Mori N (2001) Methamphetamine-related psychiatric symptoms and reduced brain dopamine transporters studied with PET. Am J Psychiatry 158:1206–1214

Silveri MM, Pollack MH, Diaz CI, Nassar LE, Mendelson JH, Yurgelun-Todd D, Renshaw PF, Kaufman MJ (2004) Cerebral phosphorus metabolite and transverse relaxation time abnormalities in heroin-dependent subjects at onset of methadone maintenance treatment. Psychiatry Res Neuroimaging 131:217–226

Solingapuram Sai JKK, Hurley RA, Dodda M, Taber KH (2019) Positron emission tomography: updates on imaging of addiction. J Neuropsychiatry Clin Neurosci 31:A6-285–A6-288

Solowij N, Yücel M, Respondek C, Whittle S, Lindsay E, Pantelis C, Lubman DI (2011) Cerebellar white-matter changes in cannabis users with and without schizophrenia. Psychol Med 41:2349–2359

Strang J, Gurling H (1989) Computerized tomography and neuropsychological assessment in long-term high-dose heroin addicts. Br J Addict 84:1011–1019

Strickland TL, Mena I, Villanueva-Meyer J, Miller BL, Cummings J, Mehringer CM, Satz P, Myers H (1993) Cerebral perfusion and neuropsychological consequences of chronic cocaine use. J Neuropsychiatry Clin Neurosci 5:419–427

Suckling J, Nestor LJ (2017) The neurobiology of addiction: the perspective from magnetic resonance imaging present and future. Addiction 112:360–369

Sun Y, Wang G-B, Lin Q-X, Lu L, Shu N, Meng S-Q, Wang J, Han H-B, He Y, Shi J (2017) Disrupted white matter structural connectivity in heroin abusers. Addict Biol 22:184–195

Sung YH, Cho SC, Hwang J, Kim SJ, Kim H, Bae S, Kim N, Chang KH, Daniels M, Renshaw PF, Lyoo IK (2007) Relationship between N-acetyl-aspartate in gray and white matter of abstinent methamphetamine abusers and their history of drug abuse: a proton magnetic resonance spectroscopy study. Drug Alcohol Depend 88:28–35

Sung Y-H, Yurgelun-Todd DA, Shi X-F, Kondo DG, Lundberg KJ, McGlade EC, Hellem TL, Huber RS, Fiedler KK, Harrell RE, Nickerson BR, Kim S-E, Jeong E-K, Renshaw PF (2013) Decreased frontal lobe phosphocreatine levels in methamphetamine users. Drug Alcohol Depend 129:102–109

Tai YF, Hoshi R, Brignell CM, Cohen L, Cohen L, Curran HV, Piccini P (2011) Persistent nigrostriatal dopaminergic abnormalities in ex-users of MDMA ('Ecstasy'): an 18F-Dopa PET study. Neuropsychopharmacology 36:735–743

Tamrazi B, Almast J (2012) Your brain on drugs: imaging of drug-related changes in the central nervous system. Radiographics 32:701–719

Tobias MC, O'Neill J, Hudkins M, Bartzokis G, Dean AC, London ED (2010) White-matter abnormalities in brain during early abstinence from methamphetamine abuse. Psychopharmacology 209:13–24

Tumeh SS, Nagel JS, English RJ, Moore M, Holman BL (1990) Cerebral abnormalities in cocaine abusers: demonstration by SPECT perfusion brain scintigraphy. Radiology 176:821–824

Tunving K, Thulin SO, Risberg J, Warkentin S (1986) Regional cerebral blood flow in long-term heavy cannabis use. Psychiatry Res 17:15–21

Vegting Y, Reneman L, Booij J (2016) The effects of ecstasy on neurotransmitter systems: a review on the findings of molecular imaging studies. Psychopharmacology 233:3473–3501

Volkow ND, Fowler JS (2000) Addiction, a disease of compulsion and drive: involvement of the orbitofrontal cortex. Cereb Cortex 10:318–325

Volkow ND, Fowler JS, Wolf AP, Hitzemann R, Dewey S, Bendriem B, Alpert R, Hoff A (1991) Changes in brain glucose metabolism in cocaine dependence and withdrawal. Am J Psychiatry 148:621–626

Volkow ND, Gillespie H, Mullani N, Tancredi L, Grant C, Valentine A, Hollister L (1996) Brain glucose metabolism in chronic marijuana users at baseline and during marijuana intoxication. Psychiatry Res 67:29–38

Volkow ND, Chang L, Wang G-J, Fowler JS, Ding Y-S, Sedler M, Logan J, Franceschi D, Gatter J, Hitzemann R, Gifford A, Wong C, Pappas N (2001a) Low level of brain dopamine D_2 receptors in methamphetamine abusers: association with metabolism in the orbitofrontal cortex. Am J Psychiatry 158:2015–2021

Volkow ND, Chang L, Wang G-J, Fowler JS, Leonido-Yee M, Franceschi D, Sedler MJ, Gatley SJ, Hitzemann R, Ding Y-S (2001b) Association of dopamine transporter reduction with psychomotor impairment in methamphetamine abusers. Am J Psychiatry 158:377–382

Wang L, Zou F, Zhai T, Lei Y, Tan S, Jin X, Ye E, Shao Y, Yang Y, Yang Z (2016) Abnormal gray matter volume and resting-state functional connectivity in former heroin-dependent individuals abstinent for multiple years. Addict Biol 21:646–656

Wang X, Li B, Zhou X, Liao Y, Tang J, Liu T, Hu D, Hao W (2012) Changes in brain gray matter in abstinent heroin addicts. Drug Alcohol Depend 126:304–308

Weiland BJ, Thayer RE, Depue BE, Sabbineni A, Bryan AD, Hutchison KE (2015) Daily marijuana use is not associated with brain morphometric measures in adolescents or adults. J Neurosci 35:1505–1512

Wollman SC, Alhassoon OM, Hall MG, Stern MJ, Connors EJ, Kimmel CL, Allen KE, Stephan RA, Radua J (2017) Gray matter abnormalities in opioid-dependent patients: a neuroimaging meta-analysis. Am J Drug Alcohol Abuse 43:505–517

Yücel M, Lubman DI, Harrison BJ, Fornito A, Allen NB, Wellard RM, Roffel K, Clarke K, Wood SJ, Forman SD, Pantelis C (2007) A combined spectroscopic and functional MRI investigation of the dorsal anterior cingulate region in opiate addiction. Mol Psychiatry 12:691–702

Yücel M, Solowij N, Respondek C, Whittle S, Fornito A, Pantelis C, Lubman DI (2008) Regional brain abnormalities associated with long-term heavy cannabis use. Arch Gen Psychiatry 65:694–701

Zalesky A, Solowij N, Yücel M, Lubman DI, Takagi M, Harding IH, Lorenzetti V, Wang R, Searle K, Pantelis C, Seal M (2012) Effect of long-term cannabis use on axonal fibre connectivity. Brain 135:2245–2255

Zhang R, Jiang G, Tian J, Qiu Y, Wen X, Zalesky A, Li M, Ma X, Wang J, Li S, Wang T, Li C, Huang R (2016) Abnormal white matter structural networks characterize heroin-dependent individuals: a network analysis. Addict Biol 21:667–678

Grundlegende Substanzmerkmale und neuropathologische Befunde bei Drogenkonsumenten

4

4.1 Cannabis

Neben Alkohol und Nikotin ist Cannabis die weltweit am häufigsten missbrauchte Droge (Iversen 2003; Karch und Drummer 2016).

Cannabiszubereitungen (Marihuana, Haschisch, Harz) werden in der Regel mit Tabak gemischt und geraucht. Die orale Einnahme als Tee oder als Zusatz zu Keksen ist ebenfalls weit verbreitet. Die Konzentration des wichtigsten psychoaktiven Bestandteils von Cannabis, Δ^9-Tetrahydrocannabinol (Δ^9-THC), schwankt je nach Zubereitung und Herkunft der Pflanze von 1 % bis 7 % in Marihuana, 2 % bis 10 % in Haschisch und 10 % bis 60 % in Haschischöl (Ashton 2001; Johns 2001).

Ausführliche Informationen zu Geschichte, chemischen Eigenschaften, Synthese, Biosynthese, Pharmakologie und Pharmakokinetik finden sich bei Adams und Martin (1996); Ashton (2001); Gurney et al. (2014); Howlett et al. (2004); Karch und Drummer (2016).

Cannabis wirkt anxiolytisch, sedierend, analgetisch und psychedelisch und vereint somit viele der Eigenschaften von Alkohol, Beruhigungsmitteln, Opioiden und Halluzinogenen (Ashton 2001). Die psychoaktive Wirkung von Cannabis setzt nach einigen Minuten ein, erreicht nach 20–30 Minuten ein Maximum und hält 2–4 Stunden an. Zudem kommt es zu einer dosisabhängigen Beeinträchtigung der kognitiven und psychomotorischen Leistung. Zu den akuten Wirkungen zählen Euphorie und Entspannung oftmals mit Wahrnehmungsveränderungen. Dysphorische Reaktionen, einschließlich Angst und Panik, Depression, Paranoia und Psychose können ebenfalls auftreten. Zu den systemischen Wirkungen zählen Tachykardie, Vasodilatation und posturale Hypotonie (Ameri 1999; Ashton 2001; Iversen 2003; Johns 2001; Nahas 2001).

Δ^9-THC ist eine lipophile Substanz und wird heterogen im Gehirn verteilt, vorwiegend in neokortikalen, limbischen, sensorischen und motorischen Regionen (Ashton 2001; Banister et al. 2019). Δ^9-THC und andere Cannabinoide entfalten ihre Hauptwirkungen durch die Interaktion mit spezifischen Cannabinoid-(CB)-Re-

A. Büttner, *Neuropathologie des Drogenmissbrauchs*,
https://doi.org/10.1007/978-3-031-13619-1_4

zeptoren, die zur Familie der Guanosin-Nukleotid-bindenden Proteine (G-Proteine) -gekoppelten Rezeptoren zählen (Ameri 1999; Breivogel und Sim-Selley 2009; Busquets-Garcia et al. 2018; Console-Bram et al. 2012; Howlett et al. 2002; Köfalvi 2008; Pertwee 1997; Pertwee und Ross 2002).

Zwei wesentliche Cannabinoidrezeptoren, CB_1 und CB_2, wurden charakterisiert (Ameri 1999; Breivogel und Sim-Selley 2009; Childers und Breivogel 1998; Console-Bram et al. 2012; Fride 2002; Glass et al. 1997; Howlett et al. 2002; Köfalvi 2008; Pertwee und Ross 2002). CB_1-Rezeptoren sind vorwiegend im zentralen und peripheren Nervensystem und in mitochondrialen Membranen verschiedener Gewebe vorhanden, wohingegen sich CB_2-Rezeptoren überwiegend auf Immunzellen befinden (Ameri 1999; Childers und Breivogel 1998; Fride 2002; Joshi und Onaivi 2019; Köfalvi 2008).

Beide Rezeptoren sind an verschiedenen Signaltransduktionswegen beteiligt, die durch ihre endogenen Liganden („Endocannabinoide") vermittelt werden, die als Lipid-Neurotransmitter bei einer Vielzahl von physiologischen Funktionen und pathologischen Zuständen wirken (Ameri 1999; Bari et al. 2010; Childers und Breivogel 1998; Busquets-Garcia et al. 2018; Cohen et al. 2019; Console-Bram et al. 2012; Di Marzo 1998, 2011; Fattore et al. 2010; Fride 2002; Katona und Freund 2012; Köfalvi 2008; López-Moreno et al. 2008; Maccarrone 2010; Maldonado et al. 2006; Orgado et al. 2009; Parolaro et al. 2010; Pava und Woodward 2012; Pazos et al. 2005; Rodriguez de Fonseca et al. 2005; Sidhpura und Parsons 2011; Solinas et al. 2008; Wilson und Nicoll 2002).

Die CB_1-Rezeptoren sind heterogen im Gehirn verteilt, wobei die höchste Dichte in der Substantia nigra, den Basalganglien, dem Hippocampus und dem Kleinhirn zu finden ist (Devane et al. 1988; Glass et al. 1997; Herkenham 1992; Herkenham et al. 1990; Mailleux et al. 1992). Im Neokortex besteht die höchste Dichte an CB_1-Rezeptoren im frontalen Kortex, im Gyrus dentatus, im mesolimbischen dopaminergen System und im Temporallappen (Glass et al. 1997; Herkenham 1992; Herkenham et al. 1990; Mailleux et al. 1992). Diese spezifische Verteilung korreliert gut mit den Auswirkungen von Cannabis auf Gedächtnis, Wahrnehmung und motorischer Kontrolle. Die sehr geringe Dichte von CB_1-Rezeptoren im Hirnstamm erklärt die geringe akute Toxizität und das Fehlen einer ZNS-vermittelten Letalität von Cannabis (Abood und Martin 1992; Ameri 1999; Herkenham et al. 1990). Jüngste Erkenntnisse haben jedoch gezeigt, dass die Δ^9-THC-induzierte Bildung freier Radikale mit toxischer Wirkung auf kultivierte Hippocampus-, kortikalen- und neonatalen Neuronen auf ein neurotoxisches Potenzial von Cannabis hinweist (Scallet 1991; Campbell 2001; Chan et al. 1998; Guzmán et al. 2001; Hampson und Deadwyler 1999). Diese Ergebnisse könnten die kognitiven Defizite erklären, die bei langjährigen Cannabiskonsumenten beobachtet werden (Hampson und Deadwyler 1999).

Das Verstärkungs- und Missbrauchspotenzial von Cannabis und Cannabinoiden wird durch eine erhöhte Aktivität dopaminerger Neuronen im Belohnungssystem des Gehirns vermittelt (Abood und Martin 1992; Ambrosio et al. 1999; Ameri 1999;

Ashton 2001; Bloomfield et al. 2016; Diana et al. 1998; Fattore et al. 2010; French et al. 1997; Johns 2001; Hoffman und Lupica 2001; Maldonado et al. 2011; Nahas 2001; Smith 2002; Tanda et al. 1997). Daher kann der Konsum von Cannabis zu psychischen Beeinträchtigungen und psychischer Abhängigkeit führen (Abood und Martin 1992; Ambrosio et al. 1999; Ashton 2001; Bloomfield et al. 2019; Johns 2001; Nahas 2001; Smith 2002).

4.1.1 ZNS-Komplikationen

Kardiovaskuläre- und ZNS-Komplikationen sind die am häufigsten beobachteten unerwünschten Wirkungen nach akutem Cannabiskonsum (Drummer et al. 2019; Hall und Degenhardt 2014; Hartung et al. 2014; Johns 2001; Karch 2006; Pacher et al. 2018; Patel et al. 2020; Thomas et al. 2014). Letztere können sich als Panikattacken, Angstzustände, Depressionen oder Psychosen äußern (Hall und Degenhardt 2014; Hollister 1986; Johns 2001; Maykut 1985). Darüber hinaus kann Δ^9-THC die Kognition sowie verbale und Gedächtnisfähigkeiten beeinträchtigen (Ashton 2001; Bolla et al. 2002; Pope et al. 2001; Schwartz 2002). Diese Beeinträchtigungen scheinen reversibel zu sein, und morphologische Veränderungen sind nicht nachweisbar (Iversen 2003). Zu den potenziellen Faktoren, die die Auswirkungen des Cannabismissbrauchs auf das Gehirn beeinflussen, zählen das Alter bei Beginn des Konsums, die Intensität des Konsums und der Schweregrad der komorbiden Störungen (Kroon et al. 2020). Im Zusammenhang mit polyvalentem Missbrauch verstärkt Cannabis die depressive Wirkung von Alkohol, Sedativa und Opioiden (Nahas 2001; Reid und Bornheim 2001). Die Wechselwirkung von Cannabis mit Psychostimulanzien kann entweder additiv oder antagonistisch sein (Nahas 2001; Reid und Bornheim 2001). In den letzten Jahren ist die mittlere Δ^9-THC-Konzentration in den Produkten dramatisch angestiegen, was darauf hindeutet, dass die negativen Auswirkungen von Cannabis zunehmen werden (Chandra et al. 2019; ElSohly et al. 2016; Freeman et al. 2018, 2019; Pijlman et al. 2005; Potter et al. 2018).

Trotz des weit verbreiteten Missbrauchs natürlicher und synthetischer Cannabinoide wurde nur über ein geringes Auftreten von zerebrovaskulären Komplikationen berichtet (Hackam 2015; Parekh et al. 2020; Thanvi und Treadwell 2009; Wolff und Jouanjus 2017; Wolff et al. 2013). Bei den Ereignissen handelte es sich überwiegend um ischämische und selten um hämorrhagische Schlaganfälle, Subarachnoidalblutungen oder transitorische ischämische Attacken. Das Auftreten dieser Komplikationen wurde mit einem Cannabis-induzierten Vasopasmus, Hypotonie oder Kardioembolie infolge Arrhythmien in Verbindung gebracht (Thanvi und Treadwell 2009). Ob diese Ereignisse jedoch definitiv mit Cannabismissbrauch in Verbindung stehen oder rein zufällig sind, ist nicht vollständig geklärt (Singh et al. 2012; Thanvi und Treadwell 2009).

4.1.2 Cannabis-Psychose und Schizophrenie

In der Literatur gibt es bislang keine eindeutigen Belege für die Annahme, dass kognitive Beeinträchtigungen oder psychotische Symptome mit langfristigem Cannabismissbrauch einhergehen (Bloomfield et al. 2019; Figueiredo et al. 2020; Hasan et al. 2020; Kroon et al. 2020; Kuepper et al. 2011). Auch der Nachweis, dass Cannabis als kausaler Faktor für Schizophrenie fungiert, ist bisher nicht eindeutig erbracht worden (DeLisi 2008; Hamilton und Monaghan 2019; James et al. 2013; Ksir und Hart 2016; Marconi et al. 2016; Moore et al. 2007). Mehrere Studien liefern jedoch deutliche Hinweise darauf, dass eine wiederholte Exposition gegenüber Cannabis im Jugendalter folgenschwere Auswirkungen auf das ZNS haben kann (Camchong et al. 2017; Lorenzetti et al. 2020).

4.2 Opioide

Opioide, insbesondere Heroin (Diacetylmorphin), sind die am häufigsten konsumierten Substanzen, die bei Drogenkonsumenten, hauptsächlich durch die Depression der Atemzentren im Hirnstamm, zum Tod führen. Zu den vorherrschenden Opioidderivaten zählen Morphin, Hydrocodon, Oxycodon, Hydromorphon, Codein, Methadon, Meperidin und Fentanyle (Bird 2010; Karch und Drummer 2016; Quinn et al. 1997). Heroin wird aus Opium hergestellt und in der Regel intravenös injiziert (Karch und Drummer 2016; Rook et al. 2006). Auch die intranasale („snorting") und subkutane („skin popping") Verabreichung ist üblich. Das Heroinalkaloid kann durch Erhitzen auf einer Metallfolie inhaliert werden („chasing the dragon") (Karch und Drummer 2016; Krinsky und Reichard 2012). Da Heroin und sein aktiver Metabolit 6-Monoacetyl-Morphin die BHS schneller passieren als Morphin, führt es zu einer schnellen und extremen Euphorie, die mehrere Minuten anhält (Brust 1995; Karch und Drummer 2016; Oldendorf et al. 1972; Seleman et al. 2014).

Ausführliche Informationen zu Geschichte, chemischen Eigenschaften, Synthese, Pharmakologie und Pharmakokinetik finden sich bei Devereaux et al. (2018), Karch und Drummer (2016), Rook et al. (2006).

Bei einer Opioid-Überdosierung tritt die klassische klinische Trias Koma, Atemdepression und Miosis auf (Brust 1995). Bis zu 70 % der intravenös missbrauchenden Heroinkonsumenten haben im Laufe ihres Lebens eine nicht tödliche Überdosierung erlebt (Coffin et al. 2003). Zu den Risikofaktoren für opioidinduzierte Todesfälle zählen Überdosierung, gleichzeitiger Konsum anderer ZNS-Depressiva und Toleranzverlust nach einer Phase der Abstinenz (Bird 2010; Coffin et al. 2003; Darke et al. 2010; Darke 2003, 2016; Darke und Zador 1996; Gerostamoulos et al. 2001; Merrall et al. 2010; Minett et al. 2010; Perret et al. 2000; Polettini et al. 1999; Preti et al. 2002; Püschel et al. 1993; Quaglio et al. 2001; Rhee et al. 2019; Sporer 1999; Warner-Smith et al. 2001). Im Gegensatz zu einer weit verbreiteten Annahme liegt das Durchschnittsalter beim Tod durch eine Opioid-Überdosis bei Ende 30 Jahren (Darke 2016; Darke und Zador 1996).

Opioide, die zur *Substitutionstherapie* verschrieben werden, z. B. Codein, Dihydrocodein, Methadon oder Buprenorphin, werden häufig bei Todesfällen nachgewiesen, die als heroininduziert gelten. Eine Monointoxikation mit einer dieser Substanzen kann zwar auftreten, aber am häufigsten wurden zusätzliche ZNS-Depressiva, vorzugsweise Alkohol und Benzodiazepine, konsumiert (Auriacombe et al. 2001; Bell et al. 2009; Bryant et al. 2004; Corkery et al. 2004; Gerostamoulos et al. 1996; Graß et al. 2003; Harding-Pink 1993; Hull et al. 2007; Karch und Stephens 2000; Kintz 2001; Milroy und Forrest 2000; Pelissier-Alicot et al. 2010; Pirnay et al. 2004; Seldén et al. 2012; Seymour et al. 2003; Worm et al. 1993; Zamparutti et al. 2011). Die ZNS-Befunde in diesen Fällen ähneln denen, die bei Todesfällen im Zusammenhang mit Heroin beobachtet werden.

4.2.1 Neuropathologische Befunde

Bei Opioid-Todesfällen ist die Atemdepression der primäre Pathomechanismus, da Opioide die medullären Atemzentren hemmen (White und Irvine 1999). Der sofortige Tod nach Heroineinnahme führt allerdings noch nicht zu morphologischen Anzeichen einer Zellschädigung. Bei bis zu 90 % aller Todesfälle durch Opioide werden bei der Autopsie Hirnödeme und vaskuläre Stase festgestellt (Adelman und Aronson 1969; Büttner und Weis 2006; Gosztonyi et al. 1993; Kiryakova 2016; Metter 1978; Oehmichen et al. 1996; Pearson et al. 1972a; Richter et al. 1973; Zogopoulos et al. 2016) (Abb. 4.1). Im Falle eines protrahierten Todes sind hypoxisch-ischämische neuronale Schäden erst nach einer Überlebenszeit von etwa 5 Stunden oder länger erkennbar. Bei der mikroskopischen Untersuchung bestehen diese Veränderungen aus zytoplasmatischer Eosinophilie, Verlust von Nissl-Substanz und Kernpyknose (Abb. 4.2).

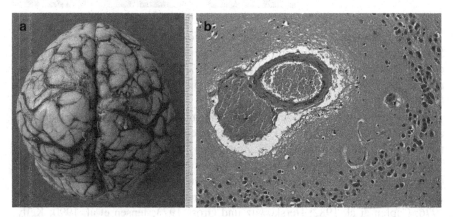

Abb. 4.1 (a) Akute Hirnschwellung mit Abflachung der Gyri, Einengung der Sulci und Stauung der oberflächlichen Venen sowie (b) Gefäßstauung (Hippocampus, H&E-Färbung, Originalvergrößerung ×200).

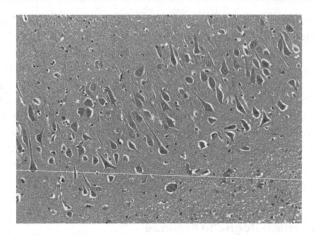

Abb. 4.2 Pyramidenzellschicht im Hippocampus (CA1) mit hypoxisch-ischämischer Nervenzell-schädigung mit kräftiger zytoplasmatischer Eosinophilie, Verlust von Nissl-Substanz und Kern-pyknose (H&E-Färbung, Originalvergrößerung ×200).

Abb. 4.3 Makro-
skopischer Schnitt durch
bilaterale hypoxisch-ischä-
mische Nekrosen der
Basalganglien nach 3
Monaten apallischem
Syndrom aufgrund einer
Überdosis Heroin.

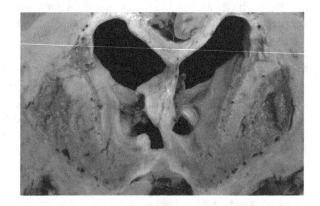

Im Globus pallidus wurden bilaterale hypoxisch-ischämische Läsionen bei
5–10 % der Heroinabhängigen festgestellt (Andersen und Skullerud 1999; Ginsberg
et al. 1976; Pearson et al. 1975; Richter et al. 1973; Riße und Weiler 1984; Zuckerman et al. 1996), aber auch nach Methadonintoxikation (Corliss et al. 2013)
(Abb. 4.3).

Perivaskuläre pigmentbeladene Makrophagen werden vereinzelt beobachtet und
auf wiederholte intravenöse Injektionen von unreinem Heroin zurückgeführt (Büttner und Weis 2006; Gray et al. 1992; Zogopoulos et al. 2016) (Abb. 4.4).

Ischämische Schlaganfälle, die ohne eine Endokarditis oder mykotische Aneurysmen auftreten, wurden bei Opioidkonsumenten selten beschrieben (Quaglio
et al. 2001; Adle-Biassette et al. 1996; Bartolomei et al. 1992; Brust und Richter
1976; Caplan et al. 1982; Herskowitz und Gross 1973; Jensen et al. 1990; Kelly
et al. 1992; Niehaus und Meyer 1998; Sloan et al. 1991; Vila und Chamorro 1997).
Als pathogenetische Mechanismen wurden globale zerebrale Hypoxie (Adle-

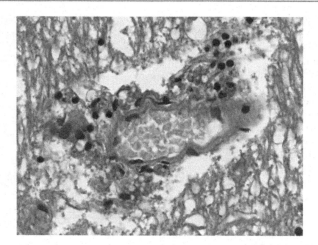

Abb. 4.4 Kapillare in der frontalen weißen Substanz mit perivaskulären Pigmentablagerungen bei einem i.v. Heroinkonsumenten (H&E-Färbung, Originalvergrößerung ×400).

Biassette et al. 1996; Brust und Richter 1976; Jensen et al. 1990; Kelly et al. 1992; Niehaus und Meyer 1998; Vila und Chamorro 1997), fokale Abnahme des Perfusionsdrucks, die zu Randzoneninfarkten führt (Adle-Biassette et al. 1996; Niehaus und Meyer 1998), nekrotisierende Angiitis (Kelly et al. 1992; Halpern und Citron 1971; King et al. 1978; Woods und Strewler 1972) oder Vaskulitis (Brust 1997; Brust und Richter 1976; Niehaus und Meyer 1998; Rumbaugh et al. 1971), sowie Embolie durch Fremdstoffe (Adle-Biassette et al. 1996; Bartolomei et al. 1992; Kelly et al. 1992; Sloan et al. 1991; Vila und Chamorro 1997) vorgeschlagen. Als weitere Mechanismen wurden eine Hypersensitivitätsreaktion der Blutgefäße auf Heroin oder seine Metaboliten bei Personen, die nach einer Zeit der Abstinenz erneut Heroin konsumiert haben (Caplan et al. 1982; Kelly et al. 1992; Rumbaugh et al. 1971; Woods und Strewler 1972), oder eine lagebedingte Gefäßkompression (Karch und Drummer 2016) diskutiert.

Die hypoxisch-ischämische Leukenzephalopathie resultiert aus einer Hypoxie als Folge der durch Opioide induzierten Atemdepression (Ginsberg et al. 1976; O'Brien und Todd 2009; Protass 1971; Shprecher und Mehta 2010; White und Irvine 1999; Zuckerman et al. 1996). Neuropathologische Untersuchungen zeigen typischerweise eine bilaterale Erweichung der weißen Substanz mit einem unterschiedlichen Grad an Myelinschäden (Alturkustani et al. 2017; Ginsberg et al. 1976; Pearson und Richter 1979; Protass 1971). Darüber hinaus ist ein Verlust von Neuronen im Hippocampus, in der Purkinje-Zellschicht und/oder im Nucleus olivaris häufig zu beobachten und wurde auf eine primäre Ateminsuffizienz zurückgeführt (Oehmichen et al. 1996). In fast 80 % dieser Fälle wurde eine verstärkte Expression von saurem Gliafaserprotein (glial fibrillary acidicprotein – GFAP) durch Astrozyten und/oder eine Proliferation von Mikroglia im Hippocampus festgestellt (Oehmichen et al. 1996). Diese reaktiven Prozesse wurden als Folge einer neuronalen Schädigung angesehen, die zu einem ischämischen Nervenzellverlust führt. Personen, die das hy-

Abb. 4.5 Kortikale laminäre Nekrose nach 3 Monaten persistierendem vegetativen Zustand aufgrund einer Überdosis Heroin. Der Horizontschnitt zeigt eine fleckige grau-braune Verfärbung mit ausgeprägter Verschmälerung des Kortex und beidseitiger Hippokampusatrophie (siehe auch Abb. 4.3).

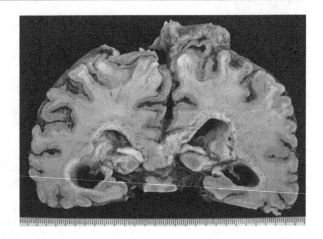

poxisch-ischämische Ereignis überleben, verharren oft in einem persistierenden vegetativen Zustand mit laminären und subkortikalen Nekrosen, ausgedehntem Nervenzellverlust und reaktiver Astrogliose (O'Brien und Todd 2009; Protass 1971; Shprecher und Mehta 2010) (Abb. 4.5).

Eine spongiforme Leukenzephalopathie wurde fast ausschließlich nach Inhalation von erhitztem Heroin beobachtet (Alambyan et al. 2018; Büttner und Weis 2004; Buxton et al. 2011; Cheng et al. 2019; Karch und Drummer 2016; Kriegstein et al. 1997; Krinsky und Reichard 2012; Nuytten et al. 1998; Rizzuto et al. 1997; Ryan et al. 2005; Schutte et al. 2017; Wolters et al. 1982). Als Ursache werden lipophile toxische Verunreinigungen in Verbindung mit Ischämie-Hypoxie (Nuytten et al. 1998; Krinsky und Reichard 2012; Wolters et al. 1982) oder ein Pyrolysat (Buxton et al. 2011) angenommen, aber ein eindeutiges Toxin ist noch nicht identifiziert worden. Bei der neuropathologischen Untersuchung zeigt sich eine diffuse spongiforme und vakuoläre Degeneration der weißen Substanz mit Verlust von Oligodendrozyten, axonaler Reduktion, Astrogliose bei subkortikaler U-Faser-Aussparung (Krinsky und Reichard 2012; Rizzuto et al. 1997; Schutte et al. 2017; Wolters et al. 1982). Die graue Substanz, der Hirnstamm, das Rückenmark und die peripheren Nerven sind typischerweise unauffällig (Kriegstein et al. 1997; Krinsky und Reichard 2012; Nuytten et al. 1998; Rizzuto et al. 1997; Wolters et al. 1982). Im Gegensatz zur protrahierten Leukenzephalopathie nach schwerer Hypoxie ist die spongiforme Leukenzephalopathie durch das Vorhandensein einer Spongiose mit Astrogliose und das Fehlen typischer hypoxisch-ischämischer Läsionen gekennzeichnet (Rizzuto et al. 1997).

ZNS-Infektionen entstehen durch risikoreiche Injektionstechniken („needlesharing"), unsichere Sexualpraktiken und durch die Immunsuppression, die durch chronischen Opioidmissbrauch verursacht wird (Adelman und Aronson 1969; Büttner und Weis 2004; Karch und Drummer 2016; Pearson und Richter 1979; Roy et al. 2006; Wang et al. 2011). Es wurden Infektionen mit HIV-1 oder Hepatitis-

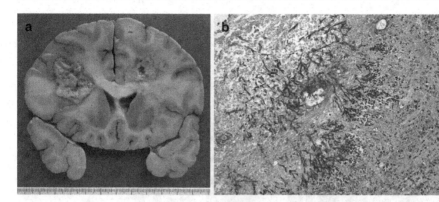

Abb. 4.6 Zerebrale Aspergillose: (**a**) zwei große Abszesse in der weißen Substanz beider Frontallappen mit zentraler Nekrose und Eiter, umgeben von einem hämorrhagischen Randsaum, und (**b**) mikroskopischer Schnitt, eine Läsion mit zentraler Koagulationsnekrose, neutrophiler Reaktion und septierten Hyphen mit Infiltration über ein Blutgefäß in das Hirngewebe (Periodsäure-Schiff-Reaktion PAS, Originalvergrößerung ×200).

viren, bakterielle Abszesse, Meningitiden, Ventrikulitiden sowie verschiedene Pilzinfektionen (Abb. 4.6) beschrieben (Büttner und Weis 2004; Hayashi et al. 2013; Karch und Drummer 2016; Richter et al. 1973). Eine infektiöse Endokarditis kann zu septischen Herden im Gehirn (Abb. 4.7) (Büttner und Weis 2004; Karch und Drummer 2016; Louria et al. 1967; Richter et al. 1973; Pearson und Richter 1979) oder zu intrakraniellen mykotischen Aneurysmen (Adelman und Aronson 1969; Brust 1995; Openshaw 1976; Pearson und Richter 1979; Richter et al. 1973) führen. Das Auftreten einer lymphozytären Meningitis ist ein Indiz für ein frühes Stadium der HIV-1-Infektion (Büttner und Weis 2005; Gray et al. 1992; Makrigeorgi-Butera et al. 1996).

Eine Transverse Myelitis/Myelopathie wurde in Einzelfällen bei rückfälligen Heroinkonsumenten nach einer Phase der Abstinenz berichtet (Bernasconi et al. 1996; Brust 2004; Büttner und Weis 2004; Ell et al. 1981; Goodhart et al. 1982; Karch und Drummer 2016; Malik und Woolsey 1991; McCreary et al. 2000; Nyffeler et al. 2003; Pearson et al. 1972b; Richter et al. 1973; Richter und Rosenberg 1968; Riva et al. 2007; Sahni et al. 2008). Das klinische Bild besteht aus einer plötzlichen Paraparese oder Paraplegie der thorakolumbalen Region. In einem Fall wies der Liquor extrem hohe Werte von Markern einer Nervenzellschädigung, insbesondere GFAP, auf (Sveinsson et al. 2017). Die Ätiologie ist noch nicht geklärt, und weder das klinische Bild noch die pathologischen Veränderungen entsprechen einem bestimmten Muster. Zu den angenommenen Mechanismen zählen direkte Toxizität, Embolie, Hypotonie und Hypersensitivitätsreaktion (Ell et al. 1981; McCreary et al. 2000), wobei der letzte Mechanismus die plausibelste Ursache zu sein scheint (Sveinsson et al. 2017).

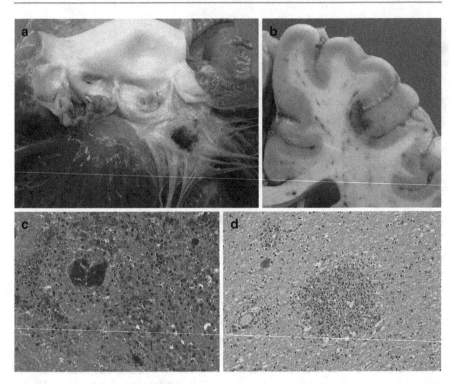

Abb. 4.7 Septische Embolie als Folge einer infektiösen Endokarditis bei einem Heroinkonsumenten: (**a**) Aortenklappe mit brüchigen Vegetationen nahe dem freien Rand, mit Destruktion der Segel, (**b**) kleine hämorrhagische Läsion im frontalen Kortex, (**c**) mikroskopische Aufnahme eines septischen Embolus in der angrenzenden weißen Substanz mit Mikroabszess aus vorwiegend Leukozyten und (**d**) zahlreiche Bakterienkolonien mit umgebenden entzündlichen Infiltraten und Blutungen (H&E-Färbungen, Originalvergrößerung ×400).

4.2.2   Veränderungen von Neurotransmittern, Rezeptoren und sekundären Botenstoffen

Im Folgenden wird eine kurze Zusammenfassung der bislang beschriebenen Veränderungen von Neurotransmittern, Rezeptoren und Botenstoffen gegeben. Obwohl diese Studien gut durchgeführt wurden, unterscheiden sie sich in Bezug auf die untersuchten Regionen, die Dauer des Drogenkonsums und die Berücksichtigung eines polyvalenten Drogenmissbrauchs. Daher sind die Ergebnisse fragmentarisch und lassen kein schlüssiges Bild über die Auswirkungen des Heroinmissbrauchs auf diese Aspekte zu.

Die Hauptwirkungen von Opioiden werden über spezifische ZNS-Rezeptoren vermittelt (Akil et al. 1998; Gold 1993; Miotto et al. 1996; Mayer und Höllt 2006; Nestler 2001; Van Bockstaele et al. 2010; Waldhoer et al. 2004). Von diesen vermitteln die μ-Rezeptoren Analgesie, Euphorie, Atemdepression, Hypothermie, Bradykardie und Miosis (Akil et al. 1998; Gold 1993; Miotto et al. 1996; Nestler

1993). Die Frage, ob chronischer Opioidmissbrauch zu einer verringerten Dichte dieser Rezeptoren führt, ist noch nicht eindeutig geklärt. Einige Autoren fanden keinen Unterschied in der Dichte der µ- und δ-Opioidrezeptoren im ZNS zwischen Heroinkonsumenten und Kontrollpersonen (Gabilondo et al. 1994; García-Sevilla et al. 1997a; Meana et al. 2000; Nestler 1997; Schmidt et al. 2000, 2001). Andere Autoren hingegen berichteten über eine erhöhte Dichte von µ-Opioidrezeptor-immunoreaktiven Neuronen bei Heroinkonsumenten (Schmidt et al. 2003).

Für die Entwicklung der Opioidabhängigkeit scheinen Second-Messenger, vor allem G-Proteine, eine wesentliche Rolle zu spielen (Escribá et al. 1994; Hashimoto et al. 1996; Horvath et al. 2007; Law et al. 2000; Maher et al. 2005; McLeman et al. 2000; Nestler 2001; Shichinohe et al. 1998, 2001; Yao et al. 2005). Die Kopplung von Opioidrezeptoren an ihre Effektoren wird durch diese G-Proteine vermittelt, die extrazelluläre, Signale über die Zellmembran an intrazelluläre Effektoren weiterleiten (Nestler 1993; Hashimoto et al. 1996). Die akute Opioideinnahme hemmt die Aktivität der Adenylylzyklase (das Enzym, das ATP in cAMP umwandelt) über G-Proteine, was zu einem verringerten zellulären cAMP-Spiegel führt. Eine chronische Opiatexposition führt zu einer Hochregulierung dieses Adenylylcyclase-cAMP-Systems, was als kompensatorische Reaktion auf die anhaltende Hemmung des Opioidrezeptorsystems zur Aufrechterhaltung der Homöostase interpretiert wird (Escribá et al. 1994; Nestler 1993; Hashimoto et al. 1996; Shichinohe et al. 1998, 2001). Diese langfristige Wirkung von Opioiden auf den cAMP-Signalweg wird über den Transkriptionsfaktor CREB (cAMP response element-binding protein) vermittelt, wobei der Locus coeruleus, das mesolimbische dopaminerge System und die erweiterte Amygdala die wichtigsten Zielgebiete sind (Lane-Ladd et al. 1997; Nestler 1997; Sell et al. 1999).

In postmortalen Studien an chronischen Heroinkonsumenten konnte ein Anstieg der G-Protein-Untereinheiten $G\alpha i_1$, $G\alpha i_2$, $G\alpha o$, $G\alpha s$ und $G\beta$ im frontalen Kortex (Escribá et al. 1994) und von $G\beta$ im temporalen Kortex (Hashimoto et al. 1996) nachgewiesen werden. Andere Autoren berichteten, dass die Konzentrationen der hemmenden G-Proteine $G\alpha i_1$ und $G\alpha i_2$ selektiv im Nucleus accumbens verringert sind (McLeman et al. 2000). Diese Studien deuten darauf hin, dass Opioidmissbrauch und -abhängigkeit offenbar mit Veränderungen bei den ZNS-Sekundärbotenstoffen und Signaltransduktionssystemen, an denen G-Proteine beteiligt sind, verbunden sind (Escribá et al. 1994; Meana et al. 2000; Hashimoto et al. 1996; McLeman et al. 2000). Weitere Befunde in den Gehirnen chronischer Heroinkonsumenten sind ein verminderter Spiegel der Ca^{2+}-abhängigen Proteinkinase C (PKC)-α im frontalen Kortex (García-Sevilla et al. 1997a), ein erhöhter Spiegel einer membranassoziierten G-Protein-gekoppelten Rezeptorkinase (Ozaita et al. 1998), eine Herabregulierung des Adenylylcyclase-Subtyps I im temporalen Kortex (Shichinohe et al. 1998), eine Abnahme der Dichte von Alpha-2-Adrenorezeptoren im frontalen Kortex, Hypothalamus und Nucleus caudatus (Gabilondo et al. 1994) und eine Abnahme der Immunreaktivität von PKC-αβ im frontalen Kortex (Busquets et al. 1995). Deutlich verringerte Werte immunreaktiver Neurofilamentproteine im frontalen Kortex könnten einen spezifischen Langzeiteffekt darstellen, der auf neuronale Schäden nach chronischem Missbrauch hinweist (García-Sevilla et al. 1997b).

Die Dichte der I_2 -Imidazolinrezeptoren und die Immunreaktivität des zugehörigen Rezeptorproteins waren in Astrozyten des frontalen Kortex vermindert, was darauf hindeutet, dass chronischer Opoidmissbrauch eine Herabregulierung der I_2 -Imidazolinrezeptoren in Astrozyten hervorruft und vermutlich die mit diesen Rezeptoren verbundenen Funktionen herunterreguliert, wie z. B. ein reduziertes Wachstum der Astrozyten, (Sastre et al. 1996).

Innerhalb des dopaminergen Systems waren die Dichte der dopaminergen Nervenendigungen und die Konzentrationen von Dopamin und Metaboliten im Striatum von chronischen Heroinkonsumenten im Vergleich zu Kontrollen normal (Kish et al. 2001). Diese Ergebnisse deuten darauf hin, dass chronischer Heroinmissbrauch im Gegensatz zu Methamphetamin nicht zu einem erheblichen Abbau der Dopaminspeicher im Gewebe führt (Kish et al. 2001). Im Gegensatz dazu waren im Nucleus accumbens die Werte des Tyrosinhydroxylase-Proteins und des Dopamin-Metaboliten Homovanillinsäure signifikant reduziert, was mit einem Trend zu einer geringeren Dopamin-Konzentration einherging. Diese Veränderungen könnten entweder eine kompensatorische Herabregulierung der Dopaminbiosynthese als Reaktion auf die anhaltende dopaminerge Stimulation durch Heroin oder einen verringerten axoplasmatischen Transport von Tyrosinhydroxylase widerspiegeln (Kish et al. 2001). Im Striatum waren die Serotoninwerte entweder normal oder erhöht (im Putamen), während die Konzentration des Serotoninmetaboliten 5-Hydroxyindolessigsäure verringert war, was darauf hindeutet, dass Heroin für die serotonergen Neuronen des Gehirns offenbar nicht toxisch ist (Kish et al. 2001). Den Autoren zufolge verursacht chronischer Heroinmissbrauch beim Menschen im Gegensatz zu Methamphetamin keine wesentlichen reversiblen oder irreversiblen Veränderungen der monoaminergen Neuronen im Gehirn. Die Beobachtung einer mäßigen Verringerung der dopaminergen und serotonergen Aktivität könnte sich jedoch auf den Motivationszustand bzw. die Impulskontrolle auswirken (Kish et al. 2001).

Die postmortale-Analyse der Dopaminrezeptor-Subtypen 1–5 in wesentlichen Arealen des Belohnungssystems (ventrales tegmentales Areal, Nucleus accumbens und Amygdala) ergab variable adaptive Veränderungen der mRNA- und Proteinspiegel von Dopaminrezeptoren im Gehirn von Opioidkonsumenten (Sadat-Shirazi et al. 2018).

Untersuchungen des Oxidationsstatus im frontalen, temporalen, parietalen und okzipitalen Kortex sowie im Hippocampus, im Hirnstamm und in der weißen Substanz zeigten, dass Heroin alle untersuchten Regionen beeinträchtigt, insbesondere den Hirnstamm (Gutowicz et al. 2011).

Die postmortale Analyse der Enzyme für oxidativen Stress im Gehirn von Opioid- und polyvalenten Drogenkonsumenten ergab einen Anstieg des Malondialdehydspiegels als Index der Lipidperoxidation in Unterregionen des präfrontalen Kortex. Zudem war die Aktivität der Superoxid-Dismutase (ein Superoxid-Fängerenzym) reduziert (Sadat-Shirazi et al. 2020). Dieser Anstieg des oxidativen Stresses könnte mit der direkten Wirkung von Opioiden auf die Bildung reaktiver Radikalspezies oder mit der Wirkung der Dopaminoxidation zusammenhängen. Weitere Analysen ergaben, dass der Gehalt an reduziertem Glutathion, dem wichtigsten nicht-enzymatischen Antioxidans im Gehirn, verringert war, was mit einem Anstieg der Glutathion-S-Transferase-Aktivität zusammenhängen könnte. Die Aktivität der selenabhängigen Glutathionperoxidase, eines Enzyms, das hauptsächlich Wasserstoffperoxid reduziert, war in allen Regionen unverändert (Gutowicz et al. 2011). Den Autoren zufolge erhöht Heroinmissbrauch oxidativen Stress, wobei die schützende Rolle der Glutathion-S-Transferase im Hirnstamm stärker beeinträchtigt zu sein scheint als in allen anderen Hirnregionen. Diese Veränderung könnte zusammen mit einer erhöhten Lipidperoxidation und einer erhöhten Proteinoxidation in diesen Regionen (Gutowicz et al. 2006) zu den Mechanismen des Komas mit verminderter Atmung und dem Tod von Heroinkonsumenten beitragen. Im Gegensatz dazu fanden andere Gruppen normale Glutathionwerte in Gehirnen von chronischen Heroinkonsumenten, was darauf hindeutet, dass der durch Heroin verursachte oxidative Stress möglicherweise nicht ausreicht, um einen erheblichen Verlust an Glutathion im Gehirn zu verursachen (Tong et al. 2018).

Postmortale morphometrische Untersuchungen an Personen, die an Heroinmissbrauch starben, ergaben, dass die numerische Dichte der immunopositiven Zellen der neuronalen Stickoxid-Synthase (nNOS) im rechten temporalen Kortex und im linken paraventrikulären Nukleus des Hypothalamus deutlich erhöht war. Zusätzlich zeigten auch kortikale Pyramidenzellen eine positive Immunfärbung (Bernstein et al. 2014). In einer anderen Studie wurden erhöhte Dichten von NADPH-Diaphorase- und Stickstoffmonoxid-Synthase-positiven Neuronen im temporalen Kortex von HIV-1-positiven und HIV-1-negativen Drogenkonsumenten nachgewiesen (Kuljis et al. 2002). Auch im Locus coeruleus konnte gezeigt werden, dass chronischer Opioidmissbrauch eine hohe Expression sowohl der Anzahl als auch der Intensität von NADPH-Diaphorase-positiven Neuronen induziert, die mit einer erhöhten Immunreaktivität der induzierbaren Stickstoffmonoxid-Synthase (iNOS) einhergeht (Dyuizen und Lamash 2009). Den Autoren zufolge könnten diese zellulären Veränderungen durch die Expression von Tumor-Nekrose-Faktor-α (TNFα) und iNOS in Gliazellen verursacht werden. Da iNOS ein Enzym ist, das toxische Mengen an Stickstoffmonoxid (NO) erzeugt, welches an der Neurodegeneration beteiligt zu sein scheint, könnten diese erhöhten NO-Werte zu einigen der negativen Auswirkungen von Opioiden auf das Gehirn beitragen.

Es wird weiterhin angenommen, dass eine Zunahme von Polysialinsäure-positiven Neuronen und Astrozyten im Hippocampus den Versuch widerspiegelt, Zellschäden zu reparieren (Weber et al. 2013). Weitere Untersuchungen und Ergebnisse werden in Kap. 5 dargestellt.

4.3 Kokain

Kokain wird aus den Blättern der Kokapflanze extrahiert. Kokainhydrochlorid ist ein wasserlösliches weißes Salz und die häufigste Zubereitung der Droge, die in Form von weißem Pulver, Kristallen oder Granulat erhältlich ist. Es kann intranasal („Schnupfen") oder als Injektion appliziert werden (Karch und Drummer 2016; Quinn et al. 1997). Die freie Alkaloidform („Freebase"), die mit flüchtigen Lösungsmitteln extrahiert wurde, wird in der Regel geraucht. „Crack" wird hergestellt, indem das Hydrochloridsalz zunächst in Wasser aufgelöst, dann mit Backpulver vermischt und erhitzt wird. Das knackende Geräusch, das die Kristalle beim Erhitzen erzeugen, ist namensgebend (Karch und Drummer 2016).

Ausführliche Informationen zu Geschichte, chemischen Eigenschaften, Synthese, Pharmakologie und Pharmakokinetik finden sich bei Drake und Scott (2018), Johanson und Fischman (1989), Karch und Drummer (2016) und McCreary et al. (2015).

Kokain ist ein starkes ZNS-Stimulans und überwindet aufgrund seiner hohen Lipophilie die BHS sehr schnell (Fowler et al. 2001; Karch und Drummer 2016; Oyesiku et al. 1993; Prakash und Das 1993; Quinn et al. 1997; Spiehler und Reed 1985; White und Lambe 2003). In Gegenwart von Alkohol wird Kokain zu Kokaethylen metabolisiert, welches ebenfalls schnell in das Gehirn gelangt. Aufgrund seiner längeren Halbwertszeit akkumuliert Kokaethylen zu einer bis zu viermal höheren Konzentration und hat ein ähnliches pharmakologisches Profil wie Kokain (Andrews 1997; Hearn et al. 1991; Horowitz und Torres 1999; Quinn et al. 1997). Für Kokain und seine wichtigsten Metaboliten gibt es mehrere ZNS-Rezeptoren mit unterschiedlicher Affinität (Biegon et al. 1992; Calligaro und Eldefrawi 1987; Kalasinsky et al. 2000; Volkow et al. 1995)

Die ZNS-Wirkungen von Kokain werden in erster Linie durch die Interaktion mit den Neurotransmittern und Rezeptoren von Dopamin, Noradrenalin, Serotonin, Acetylcholin und Gamma-Aminobuttersäure vermittelt (Karch und Drummer 2016; Quinn et al. 1997; Prakash und Das 1993; Preedy 2017; Strang et al. 1993; White und Lambe 2003). Nach Bindung an spezifische präsynaptische Rezeptoren verhindert Kokain die Wiederaufnahme verschiedener Neurotransmitter (Karch und Drummer 2016; Quinn et al. 1997; White und Lambe 2003). Die wichtigste synaptische Wirkung von Kokain ist die Freisetzung von Dopamin aus den synaptischen Vesikeln und die Blockierung dessen Wiederaufnahme, was zu einer verstärkten dopaminergen Neurotransmission führt (Karch und Drummer 2016; Quinn et al. 1997; White und Lambe 2003).

Das Missbrauchs- und Suchtpotenzial von Kokain resultiert aus seinen verstärkenden Eigenschaften und der schnellen Entwicklung einer Toleranz gegenüber den euphorisierenden Wirkungen (Bowers et al. 2004; Hemby 2010; Kalivas und McFarland 2003; Lucantonio et al. 2012; Nestler 2001; Quinn et al. 1997; Shalev et al. 2002; Stewart 2000; Strang et al. 1993; Weiss und Koob 2000).

Zu den akuten psychiatrischen Nebenwirkungen zählen Dysphorie, Unruhe, aggressives Verhalten, Depression, Paranoia, Psychose und Halluzinationen. Zu den somatischen Nebenwirkungen zählen Vasokonstriktion, Tachykardie, Herzrhythmusstörungen, Hypertonie und plötzlicher Herztod (Havakuk et al. 2017; Milroy und Parai 2011; Morentin et al. 2014; Pilgrim et al. 2013; Quinn et al. 1997; Trelles und Jeri 1995). Die Daten, die einen kausalen Zusammenhang zwischen Kokainkonsum und Krampfanfällen belegen, sind demgegenüber uneinheitlich (Sordo et al. 2013; Wolfe et al. 2019).

Kokainmissbrauch wird auch als wichtiger Kofaktor für das Fortschreiten von HIV-1-assoziierten neurologischen Beeinträchtigungen angesehen (Buch et al.

2011; Dash et al. 2015; Dhillon et al. 2008; Fiala et al. 2005; Kousik et al. 2012; Zhang et al. 1998).

Neben Lidocain ist Levamisol einer der häufig verwendeten Kokainstrecksubstanzen, ein Arzneimittel mit anthelminthischer und immunmodulatorischer Wirkung. Die Substanz ist billig, hat ähnliche physikalische Eigenschaften wie Kokain, und ihr Metabolit Aminorex hat eine längere Halbwertszeit und amphetaminähnliche Wirkungen, die die Wirkung von Kokain verlängern können (Brunt et al. 2017; Chang et al. 2010; Kudlacek et al. 2017; Larocque und Hoffman 2012; Nolan und Jen 2015; Solomon und Hayes 2017; Vonmoos et al. 2018). Neben Agranulozytose, Neutropenie, Vaskulitis, kutaner Vaskulopathie und Glomerulonephritis ist das Auftreten von Leukenzephalopathie eine schwerwiegende ZNS-Komplikation dieser Substanz (Long et al. 2015; Vosoughi und Schmidt 2015; Yan et al. 2013).

4.3.1 Zerebrovaskuläre Komplikationen

Kokain ist die am häufigsten konsumierte Droge, die mit letalen oder überlebten zerebrovaskulären Ereignissen in Verbindung gebracht wird (Bachi et al. 2017; Kaku und Lowenstein 1990; Kelly et al. 1992; Levine et al. 1991). Dazu zählen intrazerebrale und subarachnoidale Blutungen sowie hämorrhagische oder ischämische Schlaganfälle (Aggarwal et al. 1996; Bhattacharya et al. 2011; Brown et al. 1992; Brust 1993; Cregler und Mark 1986; Daras et al. 1994; Davis und Swalwell 1996; Fessler et al. 1997; Herning et al. 1999; Jacobs et al. 1989; Klonoff et al. 1989; Konzen et al. 1995; Levine und Welch 1988; Lundberg et al. 1977; Mangiardi et al. 1988; Martin-Schild et al. 2010; Merkel et al. 1995; Mittleman und Wetli 1987; Mody et al. 1988; Nanda et al. 2000, 2006; Nolte et al. 1996; Oyesiku et al. 1993; Peterson et al. 1991; Petty et al. 1990; Qureshi et al. 1997, 2001; Sen et al. 1999; Sloan et al. 1991; Sordo et al. 2014; Tardiff et al. 1989; Toossi et al. 2010; Treadwell und Robinson 2007; Vannemreddy et al. 2008; Wojak und Flamm 1987). Im Gegensatz zur nicht drogenkonsumierenden Bevölkerung manifestieren sich kokainassoziierte zerebrovaskuläre Ereignisse vor allem bei jungen Erwachsenen mit einem Peak in den frühen 30er-Jahren (Bhattacharya et al. 2011; Brown et al. 1992; Cheng et al. 2016; Kaku und Lowenstein 1990; Klonoff et al. 1989; Karch und Drummer 2016; Levine et al. 1991; McEvoy et al. 2000; Petitti et al. 1998).

Der kokainassoziierte ischämische Schlaganfall (Abb. 4.8) ist Folge eines zerebralen Gefäßspasmus aufgrund der vasokonstriktiven Wirkung von Kokain und seinen Metaboliten (Albuquerque und Kurth 1993; Andrews 1997; Covert et al. 1994; Cregler und Mark 1986; Daras et al. 1994; Fessler et al. 1997; Gottschalk und Kosten 2002; He et al. 1994; Karch und Drummer 2016; Kaufman et al. 1998; Kelly et al. 1992; Konzen et al. 1995; Levine et al. 1991; Madden et al. 1995; Schreiber et al. 1994; Siniscalchi et al. 2015; Spiehler und Reed 1985; Strickland et al. 1993). Andere Mechanismen umfassen kokaininduzierte Herzrhythmusstörungen mit sekundärer embolischer oder hämodynamischer zerebraler Ischämie (Brust 1993; Cregler und Mark 1986; Konzen et al. 1995; Levine et al. 1991; Petty et al. 1990; Siniscalchi et al. 2015), oder die Auswirkungen von Kokain auf die Hämostase mit

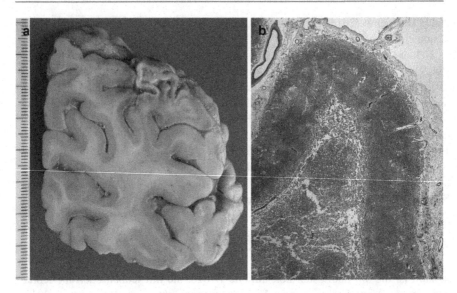

Abb. 4.8 Kleiner ischämischer Infarkt in der rechten Parietalregion: (**a**) Frontalschnitt mit Nekrose, fleckiger Braunverfärbung und Verschmälerung des Kortex sowie Erweichung der angrenzenden weißen Substanz und (**b**) mikroskopischer Schnitt mit ausgedehnter Nekrose des Kortex und der weißen Substanz, wobei die oberflächlichen Kortikalschichten vergleichsweise ausgespart blieben (H&E-Färbung, Originalvergrößerung ×20).

einer erhöhten Thrombozytenaggregation (Jennings et al. 1993; Konzen et al. 1995; Kugelmass et al. 1993; Rinder et al. 1994; Siniscalchi et al. 2015; Treadwell und Robinson 2007; Yao et al. 2011).

Kokainassoziierte intrazerebrale und subarachnoidale Blutungen (Abb. 4.9, 4.10 und 4.11) werden bei etwa 50 % der betroffenen Personen mit zugrunde liegenden Aneurysmen oder arteriovenösen Fehlbildungen beobachtet (Cregler und Mark 1986; Davis und Swalwell 1996; Fessler et al. 1997; Klonoff et al. 1989; Levine und Welch 1988; Levine et al. 1991; Mangiardi et al. 1988; McEvoy et al. 2000; Mittleman und Wetli 1987; Nolte et al. 1996; Oyesiku et al. 1993; Peterson et al. 1991; Sloan et al. 1991; Tardiff et al. 1989; Vannemreddy et al. 2008). Der Mechanismus beruht in diesen Fällen auf einer plötzlichen kokaininduzierten Hypertonie, die zur Ruptur der Läsion führt (Brown et al. 1992; Daras et al. 1994; Davis und Swalwell 1996; Fessler et al. 1997; Jacobs et al. 1989; Kelly et al. 1992; Klonoff et al. 1989; Levine et al. 1991; Mangiardi et al. 1988; Nolte et al. 1996; Oyesiku et al. 1993; Tardiff et al. 1989). Es hat sich gezeigt, dass Kokainmissbrauch zu einer Aneurysmaruptur in einem früheren Alter und bei viel kleineren Aneurysmen im Vergleich zu nicht drogenkonsumierenden Personen führt (McEvoy et al. 2000; Murthy et al. 2014; Nanda et al. 2000; Oyesiku et al. 1993; Vannemreddy et al. 2008).

In seltenen Fällen wurde eine Vaskulitis als Ursache der obengenannten Komplikationen beschrieben (Brown et al. 1992; Brust 1997; Diez-Tejedor et al. 1998; Fre-

Abb. 4.9 Kokain-
assoziierte intrazerebrale
Blutung mit Mittellinien-
shift nach links und
Ausdehnung in die
Seitenventrikel.

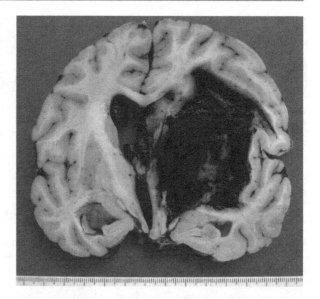

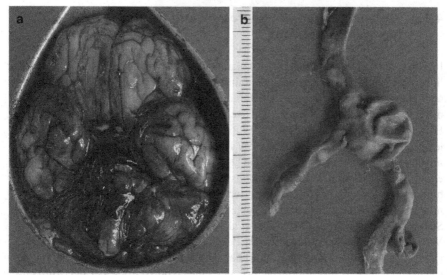

Abb. 4.10 (**a**) Makroskopische Ansicht der Hirnbasis bei einer kokainassoziierten Subarachnoidalblutung aufgrund der Ruptur eines (**b**) sackförmigen Aneurysmas der Arteria vertebra-
lis nahe der Einmündung in die Arteria basilaris.

dericks et al. 1991; Kaye und Fainstat 1987; Klonoff et al. 1989; Krendel et al.
1990; Levine und Welch 1988; Martin et al. 1995; Merkel et al. 1995; Morrow und
McQuillen 1993; Peterson et al. 1991), wobei der Zusammenhang mit Kokainkonsum kontrovers diskutiert wird (Fonseca und Ferro 2013).

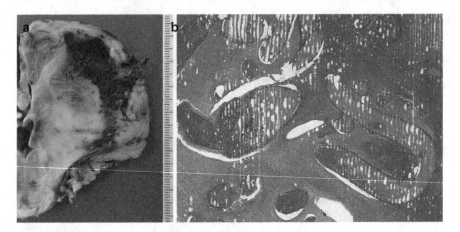

Abb. 4.11 (**a**) Kokain-assoziierte Kleinhirnblutung aufgrund einer zugrundeliegenden arterio-venösen Malformation mit Ausdehnung vom Parenchym in den Subarachnoidalraum (*oben rechts*) und (**b**) mehrere erweiterte dünnwandige Blutgefäße unterschiedlicher Größe innerhalb einer größeren Blutung (*rechts*) (H&E-Färbung, Originalvergrößerung ×20).

4.3.2 Veränderungen von Neurotransmittern, Rezeptoren und Genexpression

In verschiedenen Hirnregionen von kokainbedingten Todesfällen wurde ein deutlicher Rückgang der Spiegel der Dopamin-, Enkephalin-mRNA-, μ-Opioidrezeptor- und Dopaminwiederaufnahmestellenbindung sowie ein Anstieg der Dynorphin-mRNA- und κ-Opioidrezeptor- und -rezeptorbindung nachgewiesen (Hurd und Herkenham 1993; Little et al. 1993, 1996, 1998, 2003; Mash und Staley 1999; Staley et al. 1997; Wilson et al. 1996a). Der Rückgang des Dopaminspiegels ging nicht mit einem Anstieg der Dopamin-D_1 und D_2 Genexpression einher (Meador-Woodruff et al. 1993). In Regionen des Belohnungssystems wurde eine Zunahme der Kokain-bindungsstellen am Dopamintransporter bei gleichzeitiger Abnahme der Dopamin-D_1 und D_3 Rezeptordichte beobachtet (Little et al. 1993, 1996, 1998; Mash und Staley 1999; Mash et al. 2002; Segal et al. 1997; Staley et al. 1994). Eine deutliche Verringerung der Immunreaktivität des vesikulären Monoamintransporters-2 (VMAT2) (Little et al. 2003) und des Nuclear Receptor Related 1-Proteins (NURR1), eines Transkriptionsfaktors, der eine Schlüsselrolle bei der Aufrechterhaltung des dopaminergen Systems spielt (Bannon et al. 2002), deutet ebenfalls auf eine kokaininduzierte Schädigung des dopaminergen Systems hin.

Adaptive Veränderungen des serotonergen Systems durch eine kokaininduzierte Hemmung der Serotonin-Wiederaufnahme wurden mit Suchtverhalten und depressiver Stimmung in der Phase der frühen Abstinenz in Verbindung gebracht (Mash et al. 2000). Im Gehirn chronischer Kokainkonsumenten wurde eine erhöhte Dichte von Kokainbindungsstellen am Serotonintransporter im Nucleus accumbens, im Striatum, in der Substantia nigra, im orbitofrontalen Kortex, im vorderen Teil des insulären Kortex und im Gyrus cinguli nachgewiesen (Mash et al. 2000).

Andere Autoren fanden keinen signifikanten Unterschied in den Protein-konzentrationen des Serotonintransporters oder des serotoninsynthetisierenden Enzyms Tryptophanhydroxylase-2 zwischen Kokainkonsumenten und Kontrollpersonen (Tong et al. 2020).

Darüber hinaus wurde im postmortalen Putamen von Kokain- und Methamphetamin-Konsumenten ein gestörter Phospholipid-Stoffwechsel beschrieben, der sich in einer verminderten Aktivität von Phospholipid-Stoffwechselenzymen im Gehirn äußert (Ross et al. 1996, 2002). Diese Befunde wurden als ein möglicher Mechanismus einer gestörten Dopamin-Neurotransmission angesehen, die einige der Verhaltenseffekte der Stimulation von Dopaminrezeptoren durch beide Drogen vermittelt.

4.4 Amphetamine, Methamphetamin und verwandte synthetische Substanzen

Amphetamine, Methamphetamin („Speed") und ihre Derivate sind starke psychomotorische Stimulanzien, die auf das monoaminerge Dopamin-, Noradrenalin- und Serotoninsystem wirken, indem sie deren Freisetzung aus den Nervenendigungen auslösen (Karch und Drummer 2016; Kish 2008; Quinn et al. 1997; Rothman und Baumann 2003). Die Stimulierung der mesolimbischen Belohnungs- und nigrostriatalen Bahnen ist die Grundlage ihrer suchterzeugenden Eigenschaften. Sie umfassen ein breites Spektrum von Substanzen und sind als Pulver, Kapseln, Tabletten oder Flüssigkeiten erhältlich. Daher können sie oral eingenommen, geschnupft, inhaliert, geraucht oder intravenös injiziert werden. Die Zusammensetzung, Reinheit und Dosis sind sehr unterschiedlich (Karch und Drummer 2016). Aufgrund ihrer amphiphilen Beschaffenheit können diese Substanzen die BHS leicht überwinden. Crystal Meth (Methamphetaminhydrochlorid, „Ice") ist eine kristalline Form von Methamphetamin, die geraucht wird. Im Vergleich zur oralen Einnahme hat es ein sehr schnelles und intensives „High" und im Vergleich zur intravenösen Verabreichung ein geringeres injektionsassoziiertes Risiko (Kish 2008).

Ausführliche Informationen zu Geschichte, chemischen Eigenschaften, Synthese, Pharmakologie und Pharmakokinetik finden sich bei Abbruscato und Trippier (2018), Baig (2018), Carvalho et al. (2012), Kalant (2001), Karch und Drummer (2016), McCreary et al. (2015).

Der Missbrauch von Amphetaminen, Methamphetamin und verwandten synthetischen Drogen hat in den letzten Jahrzehnten weltweit erheblich zugenommen (Albertson et al. 1999; Carroll et al. 2012; Freese et al. 2002; Karch und Drummer 2016; Koesters et al. 2002; Rome 2001; Smith et al. 2002).

Ihre starken sympathomimetischen Wirkungen führen zu einer Erhöhung der Pulsfrequenz und des Blutdrucks, zu erhöhter Wachsamkeit und geringerer Müdigkeit (Cruickshank und Dyer 2009; Quinn et al. 1997; Karch und Drummer 2016; Sulzer et al. 2005). Eine der lebensbedrohlichsten akuten Folgen von Intoxikationen, insbesondere nach der Einnahme von 3,4-Methylendioxymethamphetamin (MDMA), sind Hyperthermie mit Rhabdomyolyse, akutem Nierenversagen, disseminierter intravasaler Gerinnung (DIC) und Multiorganversagen (Carvalho et al. 2012; Green et al. 2003; Henry et al. 1992; Kalant 2001; Milroy und Parai 2011; Parrott 2012). Weitere unerwünschte Wirkungen sind Kardiotoxizität, Krampfanfälle, Unruhe und Psychosen, die häufig mit aggressivem und suizidalem Verhalten einhergehen (Baskin-Sommers und Sommers 2006; Carvalho et al. 2012; Derlet et al. 1989; Hart und Wallace 1975; Harro 2015; Huang et al. 2016; Kaye et al. 2007; Lappin und Sara 2019; Logan et al. 1998; Martin et al. 2009; Zhu et al. 2000). Über Todesfälle nach dem Konsum von Amphetaminen und Methamphetamin wurde in mehreren Autopsieserien berichtet (Darke et al. 2008; Gould et al. 2009; Karch et al. 1999; Kaye et al. 2008; Logan et al. 1998; Lora-Tamayo et al. 1997; Pilgrim et al., 2009; Raikos et al. 2002; Shaw 1999; Zhu et al. 2000). Todesursachen waren in diesen Fällen am häufigsten kardiovaskuläre und zerebrovaskuläre Ereignisse.

4.4.1 Zerebrovaskuläre Komplikationen

Nach Kokain sind Amphetamine und Methamphetamin die zweithäufigste Ursache für ischämische Schlaganfälle oder subarachnoidale und intrazerebrale Blutungen bei Personen unter 45 Jahren (Caplan et al. 1982; Christensen et al. 2013; Darke et al. 2018, 2019a; Davis und Swalwell 1994, 1996; Delaney und Estes 1980; D'Souza und Shraberg 1981; Harrington et al. 1983; Heye und Hankey 1996; Imanse und Vanneste 1990; Kaku und Lowenstein 1990; Karch und Drummer 2016; Karch et al. 1999; Kaye et al. 2008; Kelly et al. 1992; Klys et al. 2005; Lappin et al. 2017; Lessing und Hyman 1989; Lukes 1983; McEvoy et al. 2000; Moriya und Hashimoto 2002; Perez et al. 1999; Petitti et al. 1998; Rothrock et al. 1988; Selmi et al. 1995; Shibata et al. 1991; Sloan et al. 1991; Swor et al. 2019; Yen et al. 1994; Zhu et al. 2000). Ähnlich wie bei Kokain sind ein plötzlicher Blutdruckanstieg (Heye und Hankey 1996; Kelly et al. 1992; Lappin et al. 2017; Logan et al. 1998) oder die starke vasokonstriktive Wirkung beider Substanzklassen (Kousik et al. 2014; Perez et al. 1999) die zugrunde liegenden pathogenetischen Mechanismen. Methamphetamin hat eine längere Halbwertszeit als Kokain (Karch und Drummer 2016) und setzt den Konsumenten daher einer längeren Dauer der systemischen Hypertonie aus (Lappin und Sara 2019). In seltenen Fällen wurde auch eine zerebrale Vaskulitis als mögliche Ursache beschrieben (Bostwick 1981; Brust 1997; Kelly et al. 1992; Matick et al. 1983; Zhu et al. 2000). Während Methamphetamin in den Koronararterien eine Ischämie verursacht, sind Schlaganfälle überwiegend hämorrhagisch (Darke et al. 2018, 2019a; Kaye et al. 2008; Lappin et al. 2017). Darüber hinaus wurden bei einem erheblichen Anteil der letalen methamphetaminbedingten ZNS-Blutungen Aneurysmen beobachtet (Darke et al. 2018, 2019a; Karch et al. 1999; Kaye et al. 2008; Lappin et al. 2017; Logan et al. 1998; Zhu et al. 2000). Bei Patienten mit aneurysmatischen Subarachnoidalblutungen sind Methamphetaminkonsumenten jünger und weisen im Vergleich zu altersgleichen Kontrollpersonen eine deutlich schlechtere Prognose auf (Beadell et al. 2012; Moon et al. 2014). Interessanterweise scheint es keine klare Dosisabhängigkeit für tödliche

Methamphetamin-assoziierte Schlaganfälle zu geben (Darke et al. 2018; Karch et al. 1999; Kaye et al. 2008; Logan et al. 1998; Zhu et al. 2000). Die neuropathologischen Befunde dieser Komplikationen ähneln denen, die bei kokainassoziierten zerebrovaskulären Ereignissen beobachtet werden (Abb. 4.12 und 4.13).

4.4.2 Neurotoxizität

Die neurotoxischen Folgen von Amphetaminen und insbesondere von Methamphetamin auf das dopaminerge System wurden bei verschiedenen Tierarten sowie beim Menschen in Neuroimaging- und postmortalen Studien beschrieben (Bennett et al. 1997; Brown et al. 2000; Cadet und Krasnova 2009; Carvalho et al. 2012; Davidson et al. 2001; Ernst et al. 2000; Frost und Cadet 2000; Hanson et al. 1998; Iacovelli et al. 2006; McCann et al. 1998; Melega et al. 2008; Metzger et al. 2000; Moratalla et al. 2017; Ricaurte und McCann 1992; Robinson und Becker 1986; Seiden und Sabol 1996; Sekine et al. 2001; Tong et al. 2003; Trulson et al. 1985; Villemagne et al. 1998; Volkow et al. 2001a, b; Wagner et al. 1980; Wilson et al. 1996b). Es konnten ebenfalls Veränderungen im serotonergen System nachgewiesen werden, einschließlich axonaler Degeneration und verminderter Serotonintransporterfunktion (Axt und Molliver 1991; Frost und Cadet 2000; Fukui et al. 1989; Haughey et al. 2000). Es wird angenommen, dass die Methamphetamin-induzierten Neurotoxizität durch mehrere Mechanismen vermittelt werden, darunter Neuroinflammation, die Bildung von freien Radikalen und Stickstoffmon oxid, Exzitotoxizität, mitochondriale Dysfunktion und die Induktion unmittelbarer früher Gene

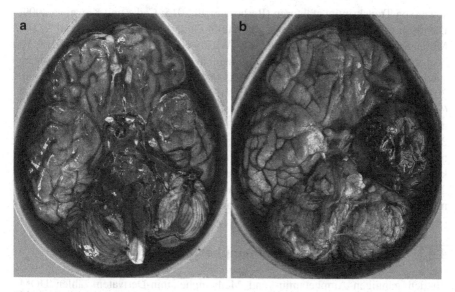

Abb. 4.12 (a) Amphetamin-assoziierte Subarachnoidalblutung und (b) intrazerebrale Blutung des linken Temporallappens, makroskopische Ansichten der Hirnbasis.

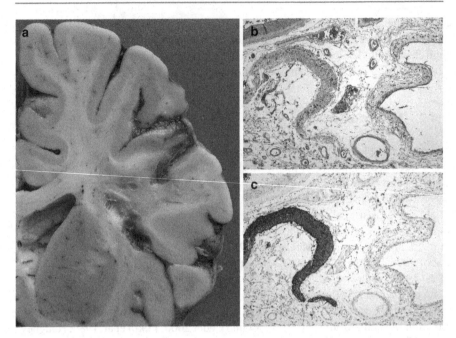

Abb. 4.13 Amphetamin-assoziierter alter ischämischer Infarkt des rechten Frontallappens: (**a**) Frontalschnitt mit Verschmälerung der Rinde über erweichter und teilweise zystischer weißer Substanz (**b**) im mikroskopischen Schnitt zeigt der Infarkt überwiegend gut erhaltene obere Rindenschichten (H&E-Färbung, Originalvergrößerung ×20) mit (**c**) reaktiven Astrozyten (GFAP-Immunhistochemie, Originalvergrößerung ×20).

sowie von Transkriptionsfaktoren (Barbosa et al. 2015; Cadet und Krasnova 2009; Davidson et al. 2001; Frost und Cadet 2000; Guilarte 2001; Harvey et al. 2000; Moratalla et al. 2017; Thrash et al. 2009; Wilson et al. 1996b; Yang et al. 2018; Yu et al. 2015). In diesem Zusammenhang scheint die Mikroglia eine wichtige Rolle zu spielen (Fernandes et al. 2016; Kitamura 2009; Sekine et al. 2008; Sharikova et al. 2018; Thomas et al. 2004), obwohl dies bisher nicht eindeutig belegt werden konnte (Shaerzadeh et al. 2018). Ob diese Veränderungen irreversibel sind und auf Neuroadaptation oder Neurotoxizität zurückzuführen sind, ist noch unklar (Capela et al. 2009; Harvey et al. 2000). Darüber hinaus ist die Frage, ob sich kognitive Residuen bei Langzeit-Methamphetamin-Konsumenten manifestieren, nicht vollständig geklärt, sondern scheint nur in einer Minderheit der Fälle aufzutreten (Dean et al. 2013; Hart et al. 2012). Zum Zusammenhang von Methamphetamin-Missbrauch mit Neurodegeneration und Parkinson-Krankheit siehe Kap. 6.

4.4.3   Amphetamin- und Methamphetamin-Derivate

Zu den gängigen Amphetamin- und Methamphetamin-Derivaten zählen DOM (4-Methyl-2,5-dimethoxyamphetamin), DOB (4-Brom-2,5-dimethoxyamphetamin),

MDA (3,4-Methylendioxyamphetamin), MDE (3,4-Methylendioxyethylamphetamin), MDMA (3,4-Methylendioxymethamphetamin), 4-MTA (4-Methylthioamphetamin) und PMA (4-Para-Methoxyamphetamin) (Christophersen 2000; Felgate et al. 1998; Freese et al. 2002; James und Dinan 1998; Karch und Drummer 2016; Koesters et al. 2002; Winstock et al. 2002, 2011). Unter dem Straßennamen „Ecstasy" werden verschiedene halluzinogene Amphetaminderivate zusammengefasst, wobei MDMA und MDE die Hauptkomponenten sind (Cole et al. 2002; Morefield et al. 2011; Parrott 2004; Wolff et al. 1995).

4.4.3.1 MDMA

MDMA wirkt durch seine sympathomimetischen Eigenschaften vorwiegend auf das serotonerge System und moduliert psychomotorische und neuroendokrine Funktionen (Battaglia et al. 1988; Christophersen 2000; De la Torre et al. 2004; Downing 2002; Freese et al. 2002; Green et al. 1995; Kalant 2001; Liester et al. 1992; Liechti und Vollenweider 2001; McCann et al. 2000; Rochester und Kirchner 1999; White et al. 1996). „Ecstasy" wird oral in Form von Tabletten eingenommen, die in der Regel mit einem Logo versehen sind (Karch und Drummer 2016). Die Variabilität des MDMA-Gehalts von „Ecstasy"-Tabletten bedeutet für die Konsumenten ein erhöhtes Risiko einer akuten Intoxikation aufgrund einer versehentlichen übermäßigen Einnahme von MDMA (Cole et al. 2002; Couchman et al. 2019; Van Amsterdam et al. 2020; Wood et al. 2011). Wie die meisten anderen Drogen wird MDMA häufig in Kombination mit anderen Substanzen konsumiert, z. B. mit Alkohol, Cannabis, Amphetaminen, Methamphetamin und Kokain (Kaye et al. 2009; Mohamed et al. 2011; Pilgrim et al. 2011; Schifano et al. 1998).

Die Wirkung von MDMA hält etwa 3 bis 5 Stunden an und umfasst Entspannung, Euphorie, eine Steigerung der Sinnlichkeit und eine Verringerung von Angstzuständen. Darüber hinaus besitzt die Substanz stimulierende und halluzinogene Wirkungen (De la Torre et al. 2004; Kalant 2001). Die besondere Wirkung von MDMA ist das Gefühl von Intimität und Nähe, welches als „entaktogen" bezeichnet wird (Kolbrich et al. 2008; Nichols 1986; Peroutka et al. 1988; Vollenweider et al. 1998). Die häufigsten akuten somatischen Beschwerden sind durch ein Serotonin-Syndrom mit z. B. gesteigerter körperlicher Aktivität, unruhigen Beinen, Tachykardie, Mundtrockenheit, Bruxismus und erhöhter Körpertemperatur gekennzeichnet (Dunlap et al. 2018; Kalant 2001; Schifano 2004). Detaillierte Daten zu den Gesundheitsrisiken des „Ecstasy"-Missbrauchs fehlen jedoch bislang (Van Amsterdam et al. 2020).

Für eine ausführliche Geschichte, chemische Eigenschaften, Synthese, Pharmakologie und Pharmakokinetik siehe Capela et al. (2009), Carvalho et al. (2012), De la Torre et al. (2004), Dunlap et al. (2018), Green et al. (1995), Kalant (2001).

Todesfälle nach „Ecstasy"-Konsum waren häufig mit DIC und Hyperthermie verbunden (Arimany et al. 1998; Byard et al. 1998; Chadwick et al. 1991; Dowling ct al. 1987; Fineschi und Masti 1996; Fineschi et al. 1999; Forrest et al. 1994; Gill et al. 2002; Henry et al. 1992; Libiseller et al. 2005; Milroy 2011; Milroy et al. 1996; Parrott 2012; Schifano 2004; Turillazzi et al. 2010; Walubo und Seger 1999).

Darüber hinaus wurde in mehreren Fällen über Hepatotoxizität, vereinzelt mit fulminantem Leberversagen, berichtet (zusammengefasst von Carvalho et al. 2012).

Zu den ZNS-Komplikationen nach Ecstasy-Konsum zählen ischämische und hämorrhagische Schlaganfälle (Hanyu et al. 1995; Harries und De Silva 1992; Hughes et al. 1993; Manchanda und Connolly 1993; Muntan und Tuckler 2006; Schlaeppi et al. 1999), Subarachnoidalblutungen (Gledhill et al. 1993) und Leukenzephalopathie (Bertram et al. 1999). Trotz des weit verbreiteten Missbrauchs sind diese Komplikationen jedoch nur in Einzelfällen beschrieben worden.

Typische neuropathologische Befunde bei Todesfällen nach „Ecstasy"-Konsum sind auf die Komplikationen der Hyperthermie mit DIC zurückzuführen und umfassen Hirnödeme, fokale Blutungen und Neuronverlust (Milroy et al. 1996) (Abb. 4.14). In einer postmortalen Untersuchung wurde in der weißen Substanz in allen kortikalen Regionen und in den Neuronen der Basalganglien, des Hypothalamus, des Hippocampus und des Kleinhirnwurms eine ausgeprägte immunpositive Reaktion auf MDMA und MDA beobachtet, während im Hirnstamm nur eine relativ schwache neuronale Färbung festgestellt wurde (De Letter et al. 2003). In einer anderen Studie wurden eine Nekrose des Globus pallidus, diffuse Astrogliose und spongiforme Veränderungen der weißen Substanz berichtet (Squier et al. 1995).

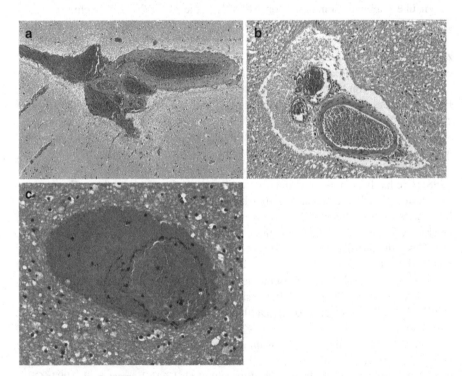

Abb. 4.14 MDMA-assoziierter Tod mit ausgeprägter (**a**) leptomeningealer und (**b**) intrazerebraler Stase und Ödem sowie (**c**) fokalen perivaskulären Blutungen (H&E-Färbung, Originalvergrößerung (**a**) ×100, (**b**, **c**) ×200).

4.4.3.2 Neurotoxizität von MDMA

Neurotoxische Wirkungen nach akuter und langfristiger Verabreichung von MDMA wurden bei Nagetieren und nichtmenschlichen Primaten nachgewiesen, wobei es Hinweise auf Neurodegeneration und axonalen Verlust gab (Battaglia et al. 1988; Commins et al. 1987; Hatzidimitriou et al. 1999; Huether et al. 1997; Insel et al. 1989; McKenna und Peroutka 1990; Ricaurte et al. 2000; Schmidt 1987; Scallet et al. 1988). Das serotonerge System scheint in erster Linie betroffen zu sein (Carvalho et al. 2012; Hatzidimitriou et al. 1999; Ricaurte et al. 2000; Scallet et al. 1988). Die zugrunde liegenden pathogenetischen Mechanismen sind jedoch noch nicht vollständig geklärt (Cadet 1998; Curran 2000; Lyles und Cadet 2003; Seiden und Sabol 1996; Sprague et al. 1998; Turner und Parrott 2000). Zu den möglichen Mechanismen zählen die Bildung von toxischen MDMA-Metaboliten mit der Bildung freier Radikale sowie oxidativer Stress, Exzitotoxizität, Apoptose und mitochondriale Dysfunktion (Capela et al. 2009; Moratalla et al. 2017; Simantov und Tauber 1997; Sprague et al. 1998; Zhou et al. 2003). Eine Studie an nichtmenschlichen Primaten, die MDMA in gängigen Konsumdosen erhielten, zeigte eine schwere dopaminerge (und in geringerem Maße serotonerge) Neurotoxizität, die auch auf ein erhöhtes Risiko für menschliche MDMA-Konsumenten schließen lässt (Ricaurte et al. 2002). Diese Studie wurde jedoch zurückgezogen, da die fast allen Tieren verabreichte Substanz aufgrund eines Etikettierungsfehlers aus einer Flasche stammte, die Methamphetamin statt MDMA enthielt (Ricaurte et al. 2003). Studien am Menschen lieferten ebenfalls Hinweise darauf, dass MDMA neurotoxisch sein könnte (Bolla et al. 1998; Buchert et al. 2003, 2004; Chang et al. 1999; Gerra et al. 2000; Green und Goodwin 1996; Hegadoren et al. 1999; McCann et al. 2000; Moratalla et al. 2017; Obrocki et al. 2002; Parrott 2002, 2013; Reneman et al. 2006; Ricaurte et al. 2000; Soar et al. 2001). Bei schwerem „Ecstasy"-Missbrauch scheinen die konsistentesten klinischen Befunde subtile kognitive Beeinträchtigungen, insbesondere des Gedächtnisses, zu sein (Gouzoulis-Mayfrank und Daumann 2006; Verbaten 2003). Es ist jedoch nach wie vor unklar, wie die tierexperimentellen Daten auf humane Konsumenten übertragen werden können und ob sich auch beim Menschen eine anhaltende Neurotoxizität entwickelt (Buchert et al. 2006; Cadet 1998; Capela et al. 2009; Carvalho et al. 2012; Curran 2000; Gouzoulis-Mayfrank und Daumann 2006; Halpern et al. 2011; Kish 2002; Lyles und Cadet 2003; McCann et al. 2001; McGuire 2000; Mueller et al. 2016; Parrott 2013; Ricaurte et al. 2000; Turner und Parrott 2000).

4.5 Designerdrogen und neue psychoaktive Substanzen

In den letzten Jahren hat der Missbrauch von Dissoziativa (Berton et al. 2018; Bey und Patel 2007; Morgan und Curran 2012; Morris und Wallach 2014; Tyler et al. 2017; Wallach und Brandt 2018) und von Designerdrogen, den sogenannten neuen psychoaktiven Substanzen (NPS), weltweit zugenommen (Baumann et al. 2013, 2017; Baumeister et al. 2015; Cottencin et al. 2014; Dargan und Wood 2013; Dolengevich-Segal et al. 2017; Hassan et al. 2017; Helander et al. 2020; Krabseth

Abb. 4.15 Etikettierung
auf einer Verpackung von
„Spice".

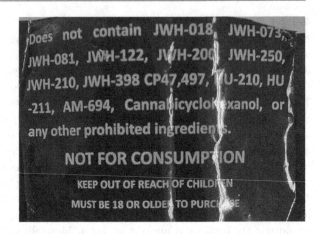

et al. 2016; Logan et al. 2017; Maurer und Brandt 2018; Maxwell 2005; Miliano
et al. 2016; Zawilska 2015).

Designerdrogen werden in illegalen Labors hergestellt und dienen der Um-
gehung von Drogenkontrollgesetzen („Legal Highs"), wobei ihr rechtlicher Status
von Land zu Land unterschiedlich ist (Carroll et al. 2012; Dargan und Wood 2013;
Hassan et al. 2017; Hess et al. 2014). Sie sind eine heterogene Klasse von nicht
kontrollierten Substanzen, die auf dem globalen illegalen Drogenmarkt erhältlich
sind, z. B. in Smart Shops, im Internet oder im „Darknet" (Jurásek et al. 2021), und
häufig als „Forschungschemikalien" und „nicht für den Konsum" gekennzeichnet
sind (Abb. 4.15). Mit einigen Ausnahmen tauchen die meisten NPS nur für einen
relativ kurzen Zeitraum auf und verschwinden in der Regel nach der gesetzlichen
Eingruppierung in illegal (Halter et al. 2020; Helander et al. 2020).

Im Allgemeinen ahmen NPS die Wirkungen etablierter Missbrauchssubstanzen
nach (Costa et al. 2020; Luethi und Liechti 2020). Bei der überwiegenden Mehrzahl
handelt es sich um synthetische Substanzen, von denen einige ursprünglich als
potenzielle Therapeutika oder pharmakologische Hilfsmittel entwickelt wurden.
Einzelne NPS wurden auch als Strecksubstanzen in anderen Drogen nachgewiesen
(Giné et al. 2014; Rinaldi et al. 2020). Da jede dieser Substanzen sehr unterschiedliche pharmakologische Eigenschaften und physiologische Wirkungen hat, sind die
potenziellen tödlichen Folgen unvorhersehbar, insbesondere im Kontext des polyvalenten Drogenmissbrauchs.

Die exakte Inzidenz tödlicher Intoxikationen durch NPS ist aus mehreren Grün-
den unbekannt. Nicht in jedem Fall eines drogenassoziierten Todes wird eine Autopsie mit der Entnahme von geeignetem Material für weitere toxikologische Untersuchungen angeordnet. Selbst wenn das Material sichergestellt wird, ordnet die
Staatsanwaltschaft nicht immer geeignete Tests an. Wenn der Verstorbene vor sei-
nem Tod im Krankenhaus gewesen war, enthält das bei der Autopsie entnommene
Material möglicherweise nicht mehr die Substanz, die die Ursache für die plötzliche
Verschlechterung der Person war (Dinis-Oliveira et al. 2010; Pieprzyca et al. 2020).
Die forensisch-toxikologischen Probleme bei NPS sind die große Anzahl und Art

der Isomere und ihrer Derivate, die mit routinemäßigen immunoassaybasierten Techniken nicht zuverlässig nachgewiesen werden können (Dargan und Wood 2013; Karch und Drummer 2016). Bei der Massenspektrometrie können diese Stoffe ebenfalls übersehen werden, wenn sie nicht in den in forensischen Labors verwendeten Referenzbibliotheken enthalten sind. Daher müssen die Analysemethoden kontinuierlich an die Entwicklungen auf dem Drogenmarkt angepasst werden.

Der Konsum von NPS wird mit einem breiten Spektrum an unerwünschten Wirkungen in Verbindung gebracht, deren Wissen fast ausschließlich aus Fallberichten über akute Intoxikationen oder Todesfälle stammt. Darüber hinaus gibt es individuelle Unterschiede in der Reaktion auf NPS und ähnliche Dosen können bei verschiedenen Personen deutlich unterschiedliche toxische Wirkungen und Folgen haben (Darke et al. 2019b; Frisoni et al. 2018; Logan et al. 2017; Zawilska 2018). Bislang wurden bei der Autopsie keine charakteristischen pathologischen Läsionen identifiziert (Darke et al. 2019b; Karch 2015; Rojek et al. 2016; Zawilska et al. 2020), und in den meisten dieser Berichte fehlen detaillierte neuropathologische Untersuchungen. Darüber hinaus wurde für die meisten NPS bisher kein schlüssiger Nachweis der Neurotoxizität beim Menschen erbracht (Costa et al. 2020).

Die Definition von NPS variiert von Land zu Land. Sie können nach ihrer chemischen Struktur, ihren klinischen Wirkungen oder ihren psychoaktiven Eigenschaften kategorisiert werden. Auf der Grundlage ihres psychopharmakologischen Profils können die folgenden Hauptkategorien von NPS unterschieden werden (Baumeister et al. 2015; Hill und Thomas 2011; Miliano et al. 2016; Peacock et al. 2019; Tracy et al. 2017; Zawilska 2018):

4.5.1 Synthetische Opioide

Synthetische Opioide sind eine große Familie von Analgetika und Anästhetika, die eine aufkommende Klasse neuer psychoaktiver Substanzen darstellen. Sie ahmen die Wirkungen von Morphin und Heroin nach. Ähnlich wie die klassischen Opioide Morphin und Heroin binden sie selektiv an die μ-, δ- und κ-Opioidrezeptoren in der Peripherie und im ZNS. Zu diesen Substanzen zählen Fentanyle (z. B. Acetylfentanyl, Acrylfentanyl, Butr(yl)fentanyl, Carfentanil, Furanylfentanyl, Fluorofentanyl, Ocfentanil) und Nicht-Fentanyl-Analoga (z. B. AH-7921, Desomorphin, MT-45, U-47000, U-49900). Mehrere dieser Substanzen haben keinen anerkannten therapeutischen Nutzen. Da es sich bei den meisten synthetischen Opioiden um potente μ-Opioidrezeptor-Agonisten handelt, die nur eine geringe Dosis benötigen, um die gewünschte Wirkung zu erzielen, besteht ein hohes Risiko einer tödlichen Überdosierung (Armenian et al. 2018b; Baumann und Pasternak 2018; Baumann et al. 2018; Drummer 2019; Frisoni et al. 2018; Krinsky et al. 2011; Logan et al. 2017; Luethi und Liechti 2020; Pérez-Mañá et al. 2018; Prekupec et al. 2017; Ruan et al. 2016; Salle et al. 2019; Schueler 2017; Solimini et al. 2018; Suzuki und El-Haddad 2017; Zawilska 2017). Darüber hinaus werden sie häufig mit anderen Substanzen kombiniert, was das Risiko eines tödlichen Ausgangs erhöht (Drummer 2019;

Krinsky et al. 2011; Pérez-Mañá et al. 2018). Synthetische Opioide wirken vor allem auf das ZNS und das kardiovaskuläre System (Frisoni et al. 2018; Rambaran et al. 2017, 2018). Daher wurde bei fast allen gemeldeten Todesfällen die Todesursache auf kardiale Komplikationen oder Atemdepression zurückgeführt (Solimini et al. 2018).

Fentanyl ist ein synthetischer, lipophiler Phenylpiperidin-Opioid-Agonist mit schneller Überwindung der Blut-Hirn-Schranke. Es wird häufig in der Allgemeinanästhesie, zur Prämedikation bei Operationen und zur Behandlung chronischer Schmerzen eingesetzt (Frisoni et al. 2018; Gill et al. 2019; Giorgetti et al. 2017). Aufgrund seiner hochwirksamen euphorisierenden Wirkung wird Fentanyl durch eine Vielzahl unterschiedlicher Methoden missbraucht, darunter die Extraktion aus transdermalen Pflastern (Anderson und Muto 2000; Armenian et al. 2018b; Burns et al. 2018; Jumbelic 2010; Kuhlman et al. 2003; Krinsky et al. 2011; Kuczyñska et al. 2018; Nelson und Schwaner 2009; Schueler 2017). Alternativ dazu wurden in den letzten Jahren illegal hergestellte, nicht pharmazeutische Fentanyl-Analoga auf den illegalen Drogenmarkt gebracht (Claridge et al. 2020; Krinsky et al. 2011; Kuczyñska et al. 2018; Schueler 2017). Im Gegensatz zu Heroin, bei dem die Auwirkung einer tödlichen Dosierung nach der Injektion mehr als 30 Minuten dauern kann (Darke und Duflou 2016), können Todesfälle durch Überdosierung von Fentanyl innerhalb von 5 Minuten auftreten (Gill et al. 2019). Aufgrund dieses engen therapeutischen Index von Fentanyl führt sein Missbrauch häufig zu einem tödlichen Ausgang (Claridge et al. 2020; Frisoni et al. 2018; Gill et al. 2019). Die wichtigsten Autopsiebefunde ähneln denen anderer Opioide, einschließlich zerebraler (Abb. 4.16) und pulmonaler Ödeme und Atemdepression. Ein charakteristisches Merkmal von Fentanyl ist eine Brustwandrigidität, die zum Atemversagen beiträgt (Burns et al. 2016; Frisoni et al. 2018).

AH-7921 ist ein Agonist von μ- und κ-Opioidrezeptoren mit einer mäßigen Selektivität gegenüber μ-Opioidrezeptoren und einem engen therapeutischen Fenster (Coppola und Mondola 2015; Katselou et al. 2015; Solimini et al. 2018; Zawilska 2017). In Tiermodellen ist es 1,7-mal stärker als Morphin in der Lage,

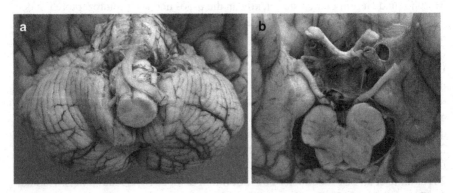

Abb. 4.16 Ausgeprägte (**a**) tonsilläre- und (**b**) uncale-Herniation als Zeichen einer Hirnschwellung bei einem Fentanyl-Todesfall.

eine Atemdepression auszulösen, was auf ein größeres Risiko für unerwünschte Wirkungen beim Menschen schließen lässt (Prekupec et al. 2017). Bei der Mehrzahl verstorbener Personen wurden bei der Autopsie pulmonale- und Hirnödeme festgestellt (Coppola und Mondola 2015; Katselou et al. 2015; Kronstrand et al. 2014).

U-47700 ist ein synthetisches Opioid-Analgetikum und ein starkes, kurz wirksames Strukturisomer von AH-7921. In Tiermodellen ist es 7,5-mal stärker als Morphin (Nikolaou et al. 2017; Solimini et al. 2018). Zu seinen morphinähnlichen pharmakologischen Wirkungen zählen unterschiedliche Grade der Sedierung, Entspannung, Euphorie und Stimmungsaufhellung (Domanski et al. 2017; Kyei-Baffour und Lindsley 2020; Nikolaou et al. 2017; Rambaran et al. 2017). Patienten mit Intoxikationen weisen typischerweise ein Lungenödem auf (Abb. 4.17). Tödliche Intoxikationen werden meist auf einen Herzstillstand und eine zentrale Atemdepression zurückgeführt (Strehmel et al. 2018; Nikolaou et al. 2017; Rambaran et al. 2017). Eigene Fälle zeigten ähnliche mikroskopische Veränderungen wie bei anderen Opioid-Konsumenten (Abb. 4.18) (siehe Kap. 5), aber aufgrund des üblichen polyvalenten Missbrauchs synthetischer Opioid-Konsumenten kann die Spezifität dieser Befunde für U-47700 nicht belegt werden.

MT-45, ein *N,N'-disubstituiertes* Piperazin, ist ein Analgetikum, das strukturell nicht mit Morphin oder anderen Opioidrezeptor-Agonisten verwandt ist, aber Agonismus an κ-, μ- und δ-Opioidrezeptoren aufweist (Bilel et al. 2020; Prekupec et al. 2017; Solimini et al. 2018; Zawilska 2017). Die wichtigsten unerwünschten Ereignisse sind Bewusstseinsverlust und Atemdepression. Die Substanz wurde auch mit tödlichen Intoxikationen in Verbindung gebracht (Baumann et al. 2017; Bilel et al. 2020; Logan et al. 2017; Zawilska 2017).

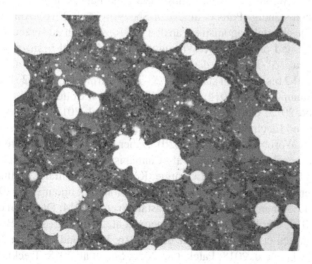

Abb. 4.17 Lungenödem in einem Fall von U-47700-assoziiertem Tod (H&E-Färbung, Originalvergrößerung ×100).

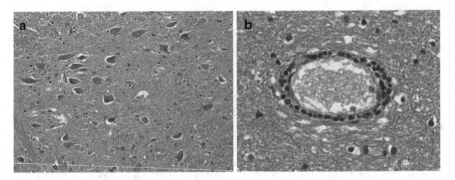

Abb. 4.18 U-47700-assoziierter Tod: (**a**) Nucleus olivaris inferior mit hypoxisch-ischämischer Nervenzellschädigung mit zytoplasmatischer Eosinophilie, Verlust von Nissl-Substanz und Kernpyknose (H&E-Färbung, Originalvergrößerung ×200) und (**b**) kleines Blutgefäß in der okzipitalen weißen Substanz mit perivaskulären lymphozytären Aggregaten (H&E-Färbung, Originalvergrößerung ×400).

4.5.2 Synthetische Cannabinoid-Rezeptor-Agonisten

In den letzten Jahren sind chemisch und pharmakologisch unterscheidbare synthetische Cannabinoid-Rezeptor-Agonisten in pflanzlichen Produkten („Spice", „K2") aufgetaucht (Banister et al. 2015, 2016; Davidson et al. 2017; Gurney et al. 2014; Karch und Drummer 2016; Krabseth et al. 2016; Potts et al. 2020; Seely et al. 2012) (Abb. 4.19). Eine große Anzahl dieser Substanzen wurde als Forschungssubstanzen oder potenzielle Therapeutika entwickelt. Ihre Abkürzungen beginnen in der Regel mit den Initialen der Chemiker oder Labore (z. B. AM, CP, HU, JWH, WIN), gefolgt von Zahlen (Potts et al. 2020). Die chemischen Zusammensetzungen und physiologischen Wirkungen dieser Substanzen sind nur unzureichend beschrieben und ändern sich ständig (Potts et al. 2020; Shevyrin et al. 2016). Ähnlich wie Δ^9-THC wirken sie ebenfalls agonistisch an den CB-Rezeptoren und erzeugen ähnliche physiologische und psychoaktive Wirkungen. Die Mehrzahl besitzen jedoch eine CB_1-Rezeptor als Δ^9-THC aus der Cannabispflanze und ihre pharmakologischen Wirkungen sind 2 bis 100 Mal stärker als Δ^9-THC (Armenian et al. 2018a; Banister et al. 2015; Baumann et al. 2014; Castaneto et al. 2014; Cottencin et al. 2014; Dargan und Wood 2013; Gurney et al. 2014; Hassan et al. 2017; Le Boisselier et al. 2017; Luethi und Liechti 2020; Miliano et al. 2016; Tai und Fantegrossi 2014; Trecki et al. 2016; Worob und Wenthur 2020). Daher haben sie eine höhere Häufigkeit und Schwere von Nebenwirkungen als Cannabis. Zu den unerwünschten Ereignissen zählen Unruhe, Delirium, Lethargie, Koma, Krampfanfälle, Halluzinationen und Psychosen sowie kardiovaskuläre Komplikationen (Alipour et al. 2019; Andonian et al. 2017; Armenian et al. 2018a; Castaneto et al. 2014; Davidson et al. 2017; Deng et al. 2018; Gurney et al. 2014; Hancox et al. 2020; Harris und Brown 2013; Hermanns-Clausen et al. 2013; Labay et al. 2016; Louh und Freeman 2014; Mills et al. 2015; Pacher et al. 2018; Patel et al. 2020; Sud et al. 2018; Trecki et al. 2016;

Abb. 4.19 Ausgewählte
Verpackungen von
„Spice"-Produkten.

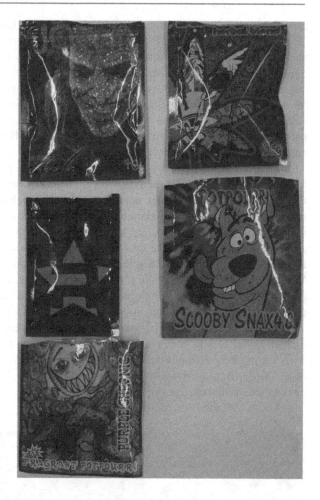

Wolfe et al. 2019), was darauf hindeutet, dass diese Substanzen ein anderes toxikologisches Profil aufweisen. Ähnlich wie bei Cannabis wurden bei jüngeren Personen nach dem Konsum synthetischer Cannabinoide vereinzelt sowohl hämorrhagische als auch ischämische Schlaganfälle beobachtet (Aydin et al. 2018;
Bernson-Leung et al. 2014; Dogan et al. 2016; Freeman et al. 2013; Moeller et al.
2017; Rose et al. 2015; Takematsu et al. 2015).

Charakteristische toxische Konzentrationsbereiche für synthetische Cannabinoid-Rezeptor-Agonisten wurden bisher überwiegend nicht ermittelt (Adamowicz 2020; Giorgetti et al. 2020a). Im Gegensatz zu Cannabis wurden jedoch für
mehrere dieser Substanzen tödliche Intoxikationen berichtet (Behonick et al.
2014; Castaneto et al. 2014; Dargan und Wood 2013; Darke et al. 2020; Krabseth
et al. 2016; Labay et al. 2016; Morrow et al. 2020; Trecki et al. 2016). Als vor-
herrschende Todesursache wurden Herzrhythmusstörungen (Trecki et al. 2016),
ZNS-vermittelte Atemdepression oder Krampfanfälle (Morrow et al. 2020) an-

genommen. Eines der gefährlichsten synthetischen Cannabinoide ist bislang 5F-ADB (5-Fluoro-ADB, 5F-MDMB-PINACA). Bei einer akuten Intoxikation nach dem Rauchen von Kräutermischungen versetzt mit 5F-ADB traten psychomotorische Unruhe, Verwirrung, Angstzustände, Psychosen und Tachykardie auf (Barceló et al. 2017; Kleis et al. 2020). Obwohl der genaue Mechanismus der 5F-ADB-Toxizität nicht bekannt ist, scheinen Personen mit zugrundeliegender Kardiomegalie eine erhöhte Anfälligkeit für die unerwünschten Wirkungen zu haben, was auf den Anstieg von Herzfrequenz und Blutdruck durch 5F-ADB zurückzuführen sein könnte (Boland et al. 2020).

Mit Ausnahme eines Hirnödems sind bisher keine detaillierten neuropathologischen Befunde beschrieben (Boland et al. 2020; Giorgetti et al. 2020b; Kraemer et al. 2019). Eigene Untersuchungen zeigten jedoch ähnliche Veränderungen wie bei anderen Drogen mit akuten hypoxisch-ischämischen Schädigungen, aber auch auffällige zerebrovaskuläre Veränderungen (Abb. 4.20 und 4.21). Obwohl es mehrere klinische Berichte über akute Intoxikationen gibt, sind Langzeit- oder Residualeffekte auf das ZNS unbekannt (Seely et al. 2012). Eine strukturelle MRT-Studie an synthetischen Cannabinoid-Konsumenten ergab eine Verringerung der Dichte der grauen Substanz im rechten und linken Thalamus und eine geringere Dichte der grauen Substanz im linken Kleinhirn (Nurmedov et al. 2015). Eine andere MRT-Studie zeigte bei synthetischen Cannabinoid-Konsumenten ein insgesamt verringertes Volumen der grauen Substanz sowie ein spezifisch verringertes Volumen der grauen Substanz in mehreren Hirnregionen (Livny et al. 2018). In beiden Studien wurden jedoch keine Einzelheiten zu den eingenommenen Substanzen angegeben.

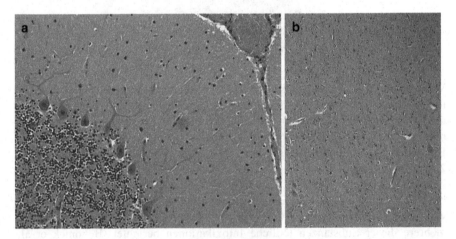

Abb. 4.20 5F-ADB-assoziierter Tod: (**a**) Purkinje-Zellen im Kleinhirn mit hypoxisch-ischämischer Schädigung, beachte Stauung der intrazerebralen und leptomeningealen Gefäße (*oben rechts*) (H&E-Färbung, Originalvergrößerung×200) und (**b**) Nervenzellverlust im parietalen Kortex (H&E-Färbung, Originalvergrößerung ×100).

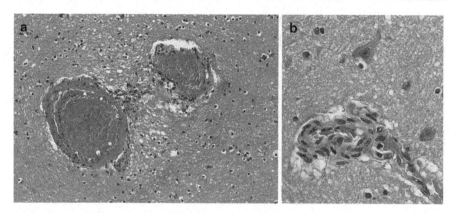

Abb. 4.21 5F-ADB-assoziierter Tod: (**a**) kleine Blutgefäße in der Amygdala mit perivaskulären Pigmentablagerungen und verstreuten Rundzellen (H&E-Färbung, Originalvergrößerung ×200) und (**b**) Endothelzellhyperplasie und -proliferation im frontalen Kortex (H&E-Färbung, Originalvergrößerung ×600).

4.5.3   Psychostimulierende NPS

Psychostimulierende NPS („Badesalze") mit ähnlichen Wirkungen wie Amphetamin, Methamphetamin, Kokain und MDMA interagieren mit Monoamintransportern und können dementsprechend sympathomimetische unerwünschte Wirkungen hervorrufen (Baumann et al. 2014; Dargan und Wood 2013; Hassan et al. 2017; Iversen et al. 2014; Krabseth et al. 2016; Luethi und Liechti 2020; Miotto et al. 2013). Neben Amphetamin-Derivaten, z. B. Para-Methoxyamphetamin (Rojek et al. 2016), wurden bis heute nachfolgende wichtigste Substanzklassen nachgewiesen:

Synthetische Cathinone [z. B. Butylon, Dimethylcathinon, Ethcathinon, Ethylon, 3- und 4-Fluormethcathinon, Mephedron, Methedron, 3,4-Methylendioxypyrovaleron (MDPV), Methylon und Pyrovaleron (α-PVP, „Flakka")] stellen die bisher größte Gruppe von Designer-Stimulanzien dar (Luethi und Liechti 2020). Sie sind chemisch verwandt mit Cathinon, dem psychoaktiven Wirkstoff in den Blättern der Khat-Pflanze, und wirken auf die Serotonin-, Dopamin- und Noradrenalin-Signalwege (Busardò et al. 2015; Coppola und Mondola 2012a, b; Cottencin et al. 2014; De Felice et al. 2014; German et al. 2014; Gonçalves et al. 2019; Karch 2015; Kelly 2011; Pieprzyca et al. 2020; Prosser und Nelson 2012; Riley et al. 2020; Romanek et al. 2017; Simmons et al. 2018; Varì et al. 2019; Zawilska 2018). In tödlichen Fällen wurden Herzstillstand und Atemdepression, seltener Hyperthermie, DIC, Rhabdomyolyse und Multiorganversagen berichtet (Varì et al. 2019; Zaami et al. 2018; Zawilska 2018). Ähnlich wie die klassischen Psychostimulanzien scheinen synthetische Cathinone neurokognitive Dysfunktion und Neurotoxizität zu verursachen (Leyrer-Jackson et al. 2019; Naserzadeh et al. 2019).

Aminoindane [z. B. MDAI, 5,6-Methylendioxy-N-methyl-2-aminoindan (MDMAI), 5-Jod-2-aminoindan (5-IAI), 2-Aminoindan (2-AI), 5-Methoxy-6-methyl-2-aminoindan (MMAI) und 5-Methoxy-2-aminoindan (MEAI)] haben strukturelle Ähnlichkeiten mit MDMA, das Serotonin freisetzt, und erzeugen bei schwacher Stimulation empathogene und entaktogene Effekte. (Corkery et al. 2013; Pinterova et al. 2017; Sainsbury et al. 2011; Varì et al. 2019).

Piperazin wurde ursprünglich als Anthelminthikum entwickelt. Piperazin und seine Derivate, z. B. Benzylpiperazin, lösen die Freisetzung von Dopamin und Noradrenalin aus und hemmen die Aufnahme von Dopamin, Noradrenalin und Serotonin. Daher können diese Substanzen sowohl stimulierend als auch halluzinogen wirken (Baumann et al. 2014; Dargan und Wood 2013; Elliott 2011; Krabseth et al. 2016; Luethi und Liechti 2020; Miotto et al. 2013; Zawilska 2015).

4.5.4 Halluzinogene NPS

Zu den halluzinogenen NPS zählen psychedelische Substanzen, die ähnliche Wirkungen der klassischen Halluzinogene wie LSD, Meskalin oder Psilocybin besitzen und hauptsächlich über Serotoninrezeptoren wirken (Baumann et al. 2014; Dargan und Wood 2013; Hassan et al. 2017; King 2014; Luethi und Liechti 2020; Zawilska 2015).

Tryptamine sind Monoaminalkaloide, die sich von der Aminosäure Tryptophan ableiten und dem Serotonin (5-Hydroxytryptamin, 5-HT) ähnlich sind. Sie wirken als 5-HT2A-Rezeptor-Agonisten und Serotonin-Wiederaufnahmehemmer und lösen visuelle Halluzinationen, Veränderungen der Sinneswahrnehmung und Depersonalisation aus (Dargan und Wood 2013; Krabseth et al. 2016; Luethi und Liechti 2020; Zawilska 2015). Dimethyltryptamin als die am häufigsten missbrauchte Substanz dieser Gruppe ist in Ayahuasca enthalten, einem Getränk, das in Südamerika häufig bei religiösen Zeremonien konsumiert wird (Simão et al. 2019; Varì et al. 2019).

Phenethylamine („2C-Reihe", „D-Reihe") sind Substanzen mit einer Molekularstruktur und stimulierenden Wirkungen, die denen von Amphetamin ähneln, und einer zusätzlichen Wirkung auf serotonerge Rezeptoren, die psychedelische Effekte hervorrufen. *N-Methoxybenzyl* (25C-NBOMe) und 2C-E sind die am weitesten verbreiteten missbrauchten Substanzen innerhalb dieser Gruppe (Halberstadt 2017; Luethi und Liechti 2020; Kamińska et al. 2020; Kyriakou et al. 2015; Papaseit et al. 2020; Poulie et al. 2020; Varì et al. 2019; Zawilska et al. 2020). In tödlichen Fällen von 25C-NBOMe-Intoxikationen wurden Herzstillstand und Multiorganversagen durch ein Serotonin-Syndrom sowie traumatische Läsionen in Verbindung mit Delirium, Angstzuständen und Halluzinationen berichtet (Zawilska et al. 2020). In einem letalen Fall von 2C-E-Intoxikation zeigte sich im MRT eine toxische Leukenzephalopathie, aber eine Autopsie wurde nicht durchgeführt (Sacks et al. 2012).

4.5.5 Dissoziative Substanzen

Dissoziative Substanzen wirken in erster Linie als NMDA-Glutamat-Rezeptor-Antagonisten und 5-HT2A- und Opioid-Rezeptor-Agonisten und haben ähnliche

Wirkungen wie Ketamin oder Phencyclidin. Sie verzerren vor allem die Seh- und Hörwahrnehmung und erzeugen ein Gefühl der Loslösung von der Umwelt und von sich selbst ohne Halluzinationen (Hassan et al. 2017; Luethi und Liechti 2020; Morris und Wallach 2014; Wallach und Brandt 2018). Zu den häufigsten Substanzen zählen Arylcyclohexylamine (mit Phencyclidin – „Angel Dust" – als bekanntestem Wirkstoff), Dextromethorphan und Methoxetamin. Neuropathologische Befunde wurden bisher nicht berichtet. Chronischer Ketaminmissbrauch wurde jedoch in der Neurobildgebung mit einer kortikalen Atrophie und einer weit verbreiteten Störung der Integrität der weißen Substanz in Verbindung gebracht (Roberts et al. 2014; Wang et al. 2013), so dass es denkbar ist, dass bei den oben genannten anderen Substanzen ähnliche Schäden auftreten könnten.

4.5.6 Sedativa/Hypnotika Benzodiazepin-Analoga

Zu den Designer-Benzodiazepinen zählen viele Substanzen, die nie für die medizinische Verwendung zugelassen oder als Medizinprodukte registriert wurden. Die Verbindungen werden in der Regel durch eine einfache strukturelle Veränderung eines zugelassenen Arzneimittels synthetisiert (Manchester et al. 2018; Moosmann und Auwärter 2018; Zawilska und Wojcieszak 2019). In den letzten Jahren wurde eine zunehmende Zahl von Designer-Benzodiazepinen auf den illegalen Drogenmarkt gebracht (Bäckberg et al. 2019; Carpenter et al. 2019; Manchester et al. 2018; Orsolini et al. 2020). Zu den gängigen Substanzen zählen Phenazepam, Diclazepam, Etizolam, Flubromazolam und Pyrazolam. Ihr rechtlicher Status ist jedoch von Land zu Land unterschiedlich. Designer-Benzodiazepine haben ähnliche Wirkungen wie herkömmliche Benzodiazepine, mit anxiolytischen, hypnotischen und antikonvulsiven Wirkungen, Sedierung, und Muskelrelaxation (Moosmann und Auwärter 2018). Allerdings gibt es nur begrenzte Informationen über ihre Pharmakologie und Toxizität, was das Risiko von unerwünschten Ereignissen erhöhen kann, wobei ZNS-Depressionen die gefährlichste Komplikation darstellen (Heide et al. 2020; Manchester et al. 2018; Orsolini et al. 2020).

4.6 Polyvalenter Drogenmissbrauch

Der Begriff „polyvalenter Drogenmissbrauch" bezeichnet den Missbrauch mehrerer Substanzen, einschließlich Alkohol und anderer legaler Substanzen für nichtmedizinische Zwecke (Bamsey 2017; Büttner 2016; Connor et al. 2014; Crummy et al. 2020; Ives und Ghelani 2006). Substanzen mit ähnlichen ZNS-Wirkungen werden kombiniert, um die Einzelwirkungen zu verstärken (Darke et al. 2011). Substanzen mit unterschiedlichen ZNS-Wirkungen werden kombiniert, um die wahrgenommenen Wirkungen der einzelnen Substanzen zu akzentuieren (Calcaterra et al. 2013; Jones et al. 2012; Leri et al. 2003; Licht ct al. 2012; Trujillo et al. 2011). Darüber hinaus werden Substanzen gleichzeitig oder nacheinander konsumiert, um die unangenehmen Wirkungen von Drogensucht oder -entzug zu lindern (Connor et al. 2014; Ives und Ghelani 2006).

Einige Autoren vermuten eine Zunahme von Hirnschäden mit der Anzahl der konsumierten Substanzen (Kaag et al. 2017, 2018; Noyan et al. 2016), während andere diese Vermutung nicht bestätigen konnten (Meyerhoff 2017). Dennoch ist der polyvalente Drogenmissbrauch mit einem hohen Risiko für schwerwiegende unerwünschte Wirkungen und einen letalen Ausgang verbunden. In zahlreichen Autopsieserien wurde nachgewiesen, dass die Mehrzahl der drogenassoziierten Todesfälle mehrere verschiedene Substanzen eingenommen hat (Bernard et al. 2015; Beswick et al. 2001; Bohnert et al. 2009; Brådvik et al. 2009; Büttner und Weis 2006; Calcaterra et al. 2013; Coffin et al. 2003; Darke 2003; Darke und Zador 1996; Darke et al. 2018; Drummer 2019; Fernández-Calderón et al. 2017; Gerostamoulos et al. 2001; Gill et al. 2002; Horváth et al. 2013; Jones 2017; Jones et al. 2012; Kiryakova 2015; Lam et al. 2014; Mijatović et al. 2014; Passarino et al. 2005; Perret et al. 2000; Petrushevska et al. 2015; Pilgrim et al. 2011; Polettini et al. 1999; Preti et al. 2002; Püschel et al. 1993; Quaglio et al. 2001; Rhee et al. 2019; Saad et al. 2018; Simonsen et al. 2011; Soravisut et al. 2011; Wiese Simonsen et al. 2015). In der Mehrzahl dieser postmortalen Studien waren Opioide die vorherrschenden Substanzen, die den Tod verursachten.

Literatur

Abbruscato TJ, Trippier PC (2018) DARK classics in chemical neuroscience: methamphetamine. ACS Chem Neurosci 9:2373–2378

Abood MA, Martin BR (1992) Neurobiology of marijuana abuse. Trends Pharmacol Sci 13:301–306

Adamowicz P (2020) Blood concentrations of synthetic cannabinoids. Clin Toxicol (Phila). 59:648–654

Adams IB, Martin BR (1996) Cannabis: pharmacology and toxicology in animals and humans. Addiction 91:1585–1614

Adelman LS, Aronson SM (1969) The neuropathologic complications of narcotic drug addiction. Bull NY Acad Med 45:225–234

Adle-Biassette H, Marc B, Benhaiem-Sigaux N, Durigon M, Gray F (1996) Infarctus cérébraux chez un toxicomane inhalant l'héroine. Arch Anat Cytol Path 44:12–17

Aggarwal SK, Williams V, Levine SR, Cassin BJ, Garcia JH (1996) Cocaine-associated intracranial hemorrhage: absence of vasculitis in 14 cases. Neurology 46:1741–1743

Akil H, Owens C, Gutstein H, Taylor L, Curran E, Watson S (1998) Endogenous opioids: overview and current issues. Drug Alcohol Depend 51:127–140

Alambyan V, Pace J, Miller B, Cohen ML, Gokhale S, Singh G, Shun M-C, Hammond A, Ramos-Estebanez C (2018) The emerging role of inhaled heroin in the opioid epidemic: a review. JAMA Neurol 75:1423–1434

Albertson TE, Derlet RW, van Hoozen BE (1999) Methamphetamine and the expanding complications of amphetamines. West J Med 170:214–219

Albuquerque MLC, Kurth CD (1993) Cocaine constricts immature cerebral arterioles by a local anesthetic mechanism. Eur J Pharmacol 249:215–220

Alipour A, Patel PB, Shabbir Z, Gabrielson S (2019) Review of the many faces of synthetic cannabinoid toxicities. Mental Health Clin 9:93–99

Alturkustani M, Ang L-C, Ramsay D (2017) Pathology of toxic leucoencephalopathy in drug abuse supports hypoxic-ischemic pathophysiology/etiology. Neuropathology 37:321–328

Ambrosio E, Martin S, García-Lecumberri C, Osta A, Crespo JA (1999) The neurobiology of cannabinoid dependence: sex differences and potential interactions between cannabinoid and opioid systems. Life Sci 65:687–694

Ameri A (1999) The effects of cannabinoids on the brain. Prog Neurobiol 58:315–348

van Amsterdam J, Pennings E, van den Brink W (2020) Fatal and non-fatal health incidents related to recreational ecstasy use. J Psychopharmacol 34:591–599

Andersen SN, Skullerud K (1999) Hypoxic/ischaemic brain damage, especially pallidal lesions, in heroin addicts. Forensic Sci Int 102:51–59

Anderson DT, Muto JJ (2000) Duragesic transdermal patch: postmortem tissue distribution of fentanyl in 25 cases. J Anal Toxicol 24:627–634

Andonian DO, Seaman SR, Josephson EB (2017) Profound hypotension and bradycardia in the setting of synthetic cannabinoid intoxication – a case series. Am J Emerg Med 35:940. e5–940.e6

Andrews P (1997) Cocaethylene toxicity. J Addict Dis 16:75–84

Arimany J, Medallo J, Pujol A, Vingut A, Borondo JC, Valverde JL (1998) Intentional overdose and death with 3,4-methylenedioxyamphetamine (MDEA; „Eve"). Am J Forensic Med Pathol 19:148–151

Armenian P, Darracq M, Gevorkyan J, Clark S, Kaye B, Brandehoff NP (2018a) Intoxication from the novel synthetic cannabinoids AB-PINACA and ADB-PINACA: a case series and review of the literature. Neuropharmacology 134:82–91

Armenian P, Vo KT, Barr-Walker J, Lynch KL (2018b) Fentanyl, fentanyl analogs and novel synthetic opioids: a comprehensive review. Neuropharmacology 134:121–132

Ashton CH (2001) Pharmacology and effects of cannabis: a brief review. Br J Psychiatry 178:101–106

Auriacombe M, Franques P, Tignol J (2001) Deaths attributable to methadone vs buprenorphine in France. JAMA 285:45

Axt KJ, Molliver ME (1991) Immunocytochemical evidence for methamphetamine-induced serotonergic axon loss in the rat brain. Synapse 9:302–313

Aydin S, Yuksel O, Aydin AE, Kizilkilic O, Celik SE (2018) Intracerebral hemorrhage with multiple intracranial arterial stenoses in a synthetic cannabinoid „Spice" user. Asian J Neurosurg 13:522–524

Bachi K, Sierra S, Volkow ND, Goldstein RZ, Alia-Klein N (2017) Is biological aging accelerated in drug addiction? Curr Opin Behav Sci 13:34–39

Bäckberg M, Pettersson Bergstrand M, Beck O, Helander A (2019) Occurrence and time course of NPS benzodiazepines in Sweden – results from intoxication cases in the STRIDA project. Clin Toxicol 57:203–212

Baig AM (2018) DARK side of amphetamine and analogues: pharmacology, syndromic manifestation, and management of amphetamine addiction. ACS Chem Neurosci 9:2299–2303

Bamsey R (2017) Polydrug use: prevalence, predictors, pharmacology and psychopharmacology. Yale Rev Undergrad Res Psychol 7:20–47

Banister SD, Moir M, Stuart J, Kevin RC, Wood KE, Longworth M, Wilkinson SM, Beinat C, Buchanan AS, Glass M, Connor M, Kassiou M (2015) Pharmacology of indole and indazole synthetic cannabinoid designer drugs AB-FUBINACA, ADB-FUBINACA, AB-PINACA, ADB-PINACA, 5F-AB-PINACA, 5F-ADB-PINACA, ADBICA, and 5F-ADBICA. ACS Chem Neurosci 6:1546–1559

Banister SD, Longworth M, Kevin R, Sachdev S, Santiago M, Stuart J, Mack JB, Glass M, McGregor IS, Connor M, Kassiou M (2016) Pharmacology of valinate and tert-leucinate synthetic cannabinoids 5F-AMBICA, 5F-AMB, 5F-ADB, AMB-FUBINACA, MDMB-FUBINACA, MDMB-CHMICA, and their analogues. ACS Chem Neurosci 7:1241–1254

Banister SD, Arnold JC, Connor M, Glass M, McGregor IS (2019) Dark classics in chemical neuroscience: Δ9-tetrahydrocannabinol. ACS Chem Neurosci 10:2160–2175

Bannon MJ, Pruetz B, Manning-Bog AB, Whitty CJ, Michelhaugh SK, Sacchetti P, Granneman JG, Mash DC, Schmidt CJ (2002) Decreased expression of the transcription factor NURR1 in dopamine neurons of cocaine abusers. Proc Natl Acad Sci U S A 99:6382–6385

Barbosa DJ, Capela JP, Feio-Azevedo R, Teixeira-Gomes A, Bastos Mde L, Carvalho F (2015) Mitochondria: key players in the neurotoxic effects of amphetamines. Arch Toxicol 89:1695–1725

Barceló B, Pichini S, López-Corominas V, Gomila I, Yates C, Busardò FP, Pellegrini M (2017) Acute intoxication caused by synthetic cannabinoids 5F-ADB and MMB-2201: a case series. Forensic Sci Int 273:e10–e14

Bari M, Rapino C, Mozetic P, Maccarrone M (2010) The endocannabinoid system in gp120-mediated insults and HIV-associated dementia. Exp Neurol 224:74–84

Bartolomei F, Nicoli F, Swiader L, Gastaut JL (1992) Accident vasculaire cérébral ischémique après prise nasale d'héroïne. Une nouvelle observation. Presse Med 21:983–986

Baskin-Sommers A, Sommers I (2006) Methamphetamine use and violence among young adults. J Crim Just 34:661–674

Battaglia G, Yeh SY, De Souza EB (1988) MDMA-induced neurotoxicity: parameters of degeneration and recovery of brain serotonin neurons. Pharmacol Biochem Behav 29:269–274

Baumann MH, Pasternak GW (2018) Novel synthetic opioids and overdose deaths: tip of the iceberg? Neuropsychopharmacology 43:216–217

Baumann MH, Partilla JS, Lehner KR (2013) Psychoactive „bath salts": not so soothing. Eur J Pharmacol 698:1–5

Baumann MH, Solis E Jr, Watterson LR, Marusich JA, Fantegrossi WE, Wiley JL (2014) Baths salts, spice, and related designer drugs: the science behind the headlines. J Neurosci 34:15150–15158

Baumann MH, Glennon RA, Wile JL (Hrsg) (2017) Neuropharmacology of new psychoactive substances (NPS). The science behind the headlines. Springer International Publishing, Cham

Baumann MH, Majumdar S, Le Rouzic V, Hunkele A, Uprety R, Huang XP, Xu J, Roth BL, Pan Y-X, Pasternak GW (2018) Pharmacological characterization of novel synthetic opioids (NSO) found in the recreational drug marketplace. Neuropharmacology 134:101–107

Baumeister D, Tojo LM, Tracy DK (2015) Legal highs: staying on top of the flood of novel psychoactive substances. Ther Adv Psychopharmacol 5:97–132

Beadell NC, Thompson EM, Delashaw JB, Cetas JS (2012) The deleterious effects of methamphetamine use on initial presentation and clinical outcomes in aneurysmal subarachnoid hemorrhage. J Neurosurg 117:781–786

Behonick G, Shanks KG, Firchau DJ, Mathur G, Lynch CF, Nashelsky M, Jaskierny DJ, Meroueh C (2014) Four postmortem case reports with quantitative detection of the synthetic cannabinoid, 5F-PB-22. J Anal Toxicol 38:559–562

Bell JR, Butler B, Lawrance A, Batey R, Salmelainen P (2009) Comparing overdose mortality associated with methadone and buprenorphine treatment. Drug Alcohol Depend 104:73–77

Bennett BA, Hollingsworth CK, Martin RS, Harp JJ (1997) Methamphetamine-induced alterations in dopamine transporter function. Brain Res 782:219–227

Bernard J-P, Khiabani HZ, Hilberg T, Karinen R, Slørdal L, Waal H, Mørland J (2015) Characteristics of methadone-related fatalities in Norway. J Forensic Legal Med 36:114–120

Bernasconi A, Kuntzer T, Ladbon N, Janzer RC, Yersin B, Regli F (1996) Complications neurologiques périphériques et médullaires de la toxicomanie intraveineuse à l'héroïne. Rev Neurol 152:688–694

Bernson-Leung ME, Leung LY, Kumar S (2014) Synthetic cannabis and acute ischemic stroke. J Stroke Cerebrovasc Dis 23:1239–1241

Bernstein H-G, Trübner K, Krebs P, Dobrowolny H, Bielau H, Steiner J, Bogerts B (2014) Increased densities of nitric oxide synthase expressing neurons in the temporal cortex and the hypothalamic paraventricular nucleus of polytoxicomanic heroin overdose victims: possible implications for heroin neurotoxicity. Acta Histochem 116:182–190

Berton JL, Seto M, Lindsley CW (2018) DARK classics in chemical neuroscience: phencyclidine (PCP). ACS Chem Neurosci 9:2459–2474

Bertram M, Egelhoff T, Schwarz S, Schwab S (1999) Toxic leukoencephalopathy following „ecstasy" ingestion. J Neurol 246:617–618

Beswick T, Best D, Rees S, Coomber R, Gossop M, Strang J (2001) Multiple drug use: patterns and practices of heroin and crack use in a population of opiate addicts in treatment. Drug Alcohol Rev 20:201–204

Bey T, Patel A (2007) Phencyclidine intoxication and adverse effects: a clinical and pharmacological review of an illicit drug. Cal J Emerg Med 8:9–14

Bhattacharya P, Taraman S, Shankar L, Chaturvedi S, Madhavan R (2011) Clinical profiles, complications, and disability in cocaine-related ischemic stroke. J Stroke Cerebrovasc Dis 20:443–449

Biegon A, Dillon K, Volkow ND, Hitzemann RJ, Fowler JS, Wolf AP (1992) Quantitative autoradiography of cocaine binding sites in human brain postmortem. Synapse 10:126–130

Bilel S, Azevedo NJ, Arfè R, Tirri M, Gregori A, Serpelloni G, De-Giorgio F, Frisoni P, Neri M, Calò G, Marti M (2020) In vitro and in vivo pharmacological characterization of the synthetic opioid MT-45. Neuropharmacology 171:108110

Bird SM (2010) Over 1200 drugs-related deaths and 190,000 opiate-user-years of follow-up: relative risks by sex and age group. Addict Res Theory 18:194–207

Bloomfield MAP, Ashok AH, Volkow ND, Howes OD (2016) The effects of Δ^9-tetrahydrocannabinol on the dopamine system. Nature 539:369–377

Bloomfield MAP, Hindocha C, Green SF, Wall MB, Lees R, Petrilli K, Costello H, Ogunbiyia MO, Bossong MG, Freeman TP (2019) The neuropsychopharmacology of cannabis: a review of human imaging studies. Pharmacol Ther 195:132–161

Bohnert AS, Tracy M, Galea S (2009) Circumstances and witness characteristics associated with overdose fatality. Ann Emerg Med 54:618–624

Boland DM, Reidy LJ, Seither JM, Radtke JM, Lew EO (2020) Forty-three fatalities involving the synthetic cannabinoid, 5-Fluoro-ADB: forensic pathology and toxicology implications. J Forensic Sci 65:170–182

Bolla KI, McCann UD, Ricaurte GA (1998) Memory impairment in abstinent MDMA („ecstasy") users. Neurology 51:1532–1537

Bolla KI, Brown K, Eldreth D, Tate K, Cadet JL (2002) Dose-related neurocognitive effects of marijuana use. Neurology 59:1337–1343

Bostwick DG (1981) Amphetamine induced cerebral vasculitis. Hum Pathol 12:1031–1033

Bowers MS, McFarland K, Lake RW, Peterson YK, Lapish CC, Gregory ML, Lanier SM, Kalivas PW (2004) Activator of G protein signaling 3: a gatekeeper of cocaine sensitization and drug seeking. Neuron 42:269–281

Brådvik L, Berglund M, Frank A, Lindgren A, Löwenhielm P (2009) Number of addictive substances used related to increased risk of unnatural death: a combined medico-legal and case-record study. BMC Psychiatry 9:48

Breivogel CS, Sim-Selley LJ (2009) Basic neuroanatomy and neuropharmacology of cannabinoids. Int Rev Psychiatry 21:113–121

Brown E, Prager J, Lee H-Y, Ramsey RG (1992) CNS complications of cocaine abuse: prevalence, pathophysiology, and neuroradiology. AJR Am J Roentgenol 159:137–147

Brown JM, Hanson GR, Fleckenstein AE (2000) Methamphetamine rapidly decreases vesicular dopamine uptake. J Neurochem 74:2221–2223

Brunt TM, van den Berg J, Pennings E, Venhuis B (2017) Adverse effects of levamisole in cocaine users: a review and risk assessment. Arch Toxicol 91:2303–2313

Brust JCM (1993) Clinical, radiological, and pathological aspects of cerebrovascular disease associated with drug abuse. Stroke 24:129–133

Brust JCM (1995) Opiate addiction and toxicity. In: de Wolff FA (Hrsg) Handbook of Clinical Neurology, Intoxications of the Nervous System, Part II, Vol. 65. Elsevier, Amsterdam, S 349–361

Brust JCM (1997) Vasculitis owing to substance abuse. Neurol Clin 15:945–957

Brust JCM (2004) Neurological aspects of substance abuse, 2nd. Ed. Elsevier Butterworth-Heinemann Ltd., Philadelphia

Brust JCM, Richter RW (1976) Stroke associated with addiction to heroin. J Neurol Neurosurg Psychiatry 39:194–199

Bryant WK, Galea S, Tracy M, Markham Piper T, Tardiff K, Vlahov D (2004) Overdose deaths attributed to methadone and heroin in New York City, 1990–1998. Addiction 99:846–854

Buch S, Yao H, Guo M, Mori T, Su T-P, Wang J (2011) Cocaine and HIV-1 interplay: molecular mechanisms of action and addiction. J Neuroimmune Pharmacol 6:503–515

Buchert R, Thomasius R, Nebeling B, Petersen K, Obrocki J, Jenicke L, Wilke F, Wartberg L, Zapletalova P, Clausen M (2003) Long-term effects of „ecstasy" use on serotonin transporters of the human brain investigated by PET. J Nucl Med 44:375–384

Buchert R, Thomasius R, Wilke F, Nebeling B, Obrocki J, Schulze O, Schmidt U, Clausen M (2004) A voxel-based PET investigation of the long-term effects of „ecstasy" consumption on brain serotonin transporters. Am J Psychiatry 161:1181–1189

Buchert R, Thomasius R, Petersen K, Wilke F, Obrocki J, Nebeling B, Wartberg L, Zapletalova P, Clausen M (2006) Reversibility of ecstasy-induced reduction in serotonin transporter availability in polydrug ecstasy users. Eur J Nucl Med Mol Imaging 33:188–199

Burns G, DeRienz RT, Baker DD, Casavant M, Spiller HA (2016) Could chest wall rigidity be a factor in rapid death from illicit fentanyl abuse? Clin Toxicol 54:420–423

Burns SM, Cunningham CW, Mercer SL (2018) DARK classics in chemical neuroscience: fentanyl. ACS Chem Neurosci 9:2428–2437

Busardò FP, Kyriakou C, Napoletano S, Marinelli E, Zaami S (2015) Mephedrone related fatalities: a review. Eur Rev Med Pharmacol Sci 19:3777–3790

Busquets X, Escribá PV, Sastre M, García-Sevilla JA (1995) Loss of protein kinase C-αβ in brain of heroin addicts and morphine-dependent rats. J Neurochem 64:247–252

Busquets-Garcia A, Bains J, Marsicano G (2018) CB1 receptor signaling in the brain: extracting specificity from ubiquity. Neuropsychopharmacology 43:4–20

Büttner A (2016) Chapter 87: Neuropathological studies in polydrug abusers. In: Preedy VR (Ed) Neuropathology of Drug Addictions and Substance Misuse. Academic Press, Vol 3. Elsevier, Amsterdam, pp 884–887

Büttner A, Weis S (2004) Central nervous system alterations in drug abuse. In: Tsokos M (Hrsg) Forensic Pathology Reviews, Vol 1. Humana Press, Totowa, pp 79–136

Büttner A, Weis S (2005) HIV-1 infection of the central nervous system. In: Tsokos M (Hrsg) Forensic Pathology Reviews, Vol 3. Humana Press, Totowa, pp 81–134

Büttner A, Weis S (2006) Neuropathological alterations in drug abusers: the involvement of neurons, glial, and vascular systems. Forensic Sci Med Pathol 2:115–126

Buxton JA, Sebastian R, Clearsky L, Angus N, Shah L, Lem M, Spacey SD (2011) Chasing the dragon – characterizing cases of leukoencephalopathy associated with heroin inhalation in British Columbia. Harm Reduct J 8:3

Byard RW, Gilbert J, James R, Lokan RJ (1998) Amphetamine derivative fatalities in South Australia – is „ecstasy" the culprit? Am J Forensic Med Pathol 19:261–265

Cadet JL (1998) Neurotoxicity of drugs of abuse. In: Koliatsos VE, Ratan R (Eds) Cell death and diseases of the nervous system. Humana Press, Totowa, pp 521–526

Cadet JL, Krasnova IN (2009) Molecular bases of methamphetamine-induced neurodegeneration. Int Rev Neurobiol 88:101–119

Calcaterra S, Glanz J, Binswanger IA (2013) National trends in pharmaceutical opioid related overdose deaths compared to other substance related overdose deaths: 1999–2009. Drug Alcohol Depend 131:263–270

Calligaro DO, Eldefrawi ME (1987) Central and peripheral cocaine receptors. J Pharmacol Exp Ther 243:61–68

Camchong J, Lim KO, Kumra S (2017) Adverse effects of cannabis on adolescent brain development: a longitudinal study. Cereb Cortex 27:1922–1930

Campbell VA (2001) Tetrahydrocannabinol-induced apoptosis of cultured cortical neurones is associated with cytochrome c release and caspase-3 activation. Neuropharmacology 40:702–709

Capela JP, Carmo H, Remião F, Bastos ML, Meisel A, Carvalho F (2009) Molecular and cellular mechanisms of ecstasy-induced neurotoxicity: an overview. Mol Neurobiol 39:210–271

Caplan LR, Hier DB, Banks G (1982) Current concepts of cerebrovascular disease – stroke: stroke and drug abuse. Stroke 13:869–872

Carpenter JE, Murray BP, Dunkley C, Kazzi ZN, Gittinger MH (2019) Designer benzodiazepines: a report of exposures recorded in the National Poison Data System, 2014–2017. Clin Toxicol 57:282–286

Carroll FI, Lewin AH, Mascarella SW, Seltzman HH, Reddy PA (2012) Designer drugs: a medicinal chemistry perspective. Ann N Y Acad Sci 1248:18–38

Carvalho M, Carmo H, Costa VM, Capela JP, Pontes H, Remião F, Carvalho F, de Lourdes BM (2012) Toxicity of amphetamines: an update. Arch Toxicol 86:1167–1231

Castaneto MS, Gorelick DA, Desrosiers NA, Hartman RL, Pirard S, Huestis MA (2014) Synthetic cannabinoids: epidemiology, pharmacodynamics, and clinical implications. Drug Alcohol Depend 144:12–41

Chadwick IS, Linsley A, Freemont AJ, Doran B (1991) Ecstasy, 3,4-methylenedioxymethamphetamine (MDMA), a fatality associated with coagulopathy and hyperthermia. J R Soc Med 84:371

Chan GCK, Hinds TR, Impey S, Storm DR (1998) Hippocampal neurotoxicity of delta9-tetrahydrocannabinol. J Neurosci 18:5322–5332

Chandra S, Radwan MM, Majumdar CG, Church JC, Freeman TP, ElSohly MA (2019) New trends in cannabis potency in USA and Europe during the last decade (2008–2017). Eur Arch Psychiatry Clin Neurosci 269:5–15

Chang A, Osterloh J, Thomas J (2010) Levamisole: a dangerous new cocaine adulterant. Clin Pharmacol Ther 88:408–411

Chang L, Ernst T, Grob CS, Poland RE (1999) Cerebral ^{1}H MRS alterations in recreational 3,4-methylenedioxymethamphetamine (MDMA, „ecstasy") users. J MRI 10:521–526

Cheng M-Y, Chin S-C, Chang Y-C, Wu T, Lim S-N, Hsieh H-Y, Hsu J-L, Chang C-W, Tseng W-EJ, Li H-T, Chiang H-I, Chang B-L, Tsai M-H, Ro L-S (2019) Different routes of heroin intake cause various heroin-induced leukoencephalopathies. J Neurol 266:316–329

Cheng Y-C, Ryan KA, Qadwai SA, Shad J, Sparks MJ, Wozniak MA, Stern BJ, Phipps MS, Cronin CA, Magder LS, Cole JW, Kittner SJ (2016) Cocaine use and risk of ischemic stroke in young adults. Stroke 47:918–922

Childers SR, Breivogel CS (1998) Cannabis and endogenous cannabinoid systems. Drug Alcohol Depend 51:173–187

Christensen MR, Lesnikova I, Madsen LB, Madsen LB, Banner J (2013) Drug-induced bilateral ischemic infarction in an amphetamine addict. Forensic Sci Med Pathol 9:458–461

Christophersen AS (2000) Amphetamine designer drugs – an overview and epidemiology. Toxicol Lett 112:127–131

Claridge H, Williams BD, Copeland CS (2020) A deadly trend in fentanyl fatalities (England, 1998–2017). Br J Clin Pharmacol 86:437–444

Coffin PO, Galea S, Ahern J, Leon AC, Vlahov D, Tardiff K (2003) Opiates, cocaine and alcohol combinations in accidental drug overdose deaths in New York City, 1990–1998. Addiction 98:739–747

Cohen K, Weizman A, Weinstein A (2019) Modulatory effects of cannabinoids on brain neurotransmission. Eur J Neurosci 50:2322–2345

Cole JC, Bailey M, Sumnall HR, Wagstaff GF, King LA (2002) The content of ecstasy tablets: implications for the study of their long-term effects. Addiction 97:1531–1536

Commins DL, Vosmer G, Virus RM, Woolverton WL, Schuster CR, Seiden LS (1987) Biochemical and histological evidence that methylenedioxymethamphetamine (MDMA) is toxic to neurons in the rat brain. J Pharmacol Exp Ther 241:338–345

Connor JP, Gullo MJ, White A, Kelly AB (2014) Polysubstance use: diagnostic challenges, patterns of use and health. Curr Opin Psychiatry 27:269–275

Console-Bram L, Marcu J, Abood ME (2012) Cannabinoid receptors: nomenclature and pharmacological principles. Prog Neuropsychopharmacol Biol Psychiatry 38:4–15

Coppola M, Mondola R (2012a) Synthetic cathinones: chemistry, pharmacology and toxicology of a new class of designer drugs of abuse marketed as „bath salts" or „plant food". Toxicol Lett 211:144–149

Coppola M, Mondola R (2012b) 3,4-Methylenedioxypyrovalerone (MDPV): chemistry, pharmacology and toxicology of a new designer drug of abuse marketed online. Toxicol Lett 208:12–15

Coppola M, Mondola R (2015) AH-7921: a new synthetic opioid of abuse. Drug Alcohol Rev 34:109–110

Corkery JM, Schifano F, Ghodse AH, Oyefeso A (2004) The effects of methadone and its role in fatalities. Hum Psychopharmacol Clin Exp 19:565–576

Corkery JM, Elliott S, Schifano F, Corazza O, Ghodse AH (2013) MDAI (5,6-methylenedioxy-2-aminoindane; 6,7-dihydro-5H-cyclopenta[f][1,3]benzodioxol-6-amine; ‚sparkle'; ‚mindy') toxicity: a brief overview and update. Hum Psychopharmacol Clin Exp 28:345–355

Corliss RF, Mandal R, Soriano BJ (2013) Bilateral acute necrosis of the globi pallidi and rhabdomyolysis due to combined methadone and benzodiazepine toxicity. Am J Forensic Med Pathol 34:1–4

Costa G, De Luca MA, Piras G, Marongiu J, Fattore L, Simola N (2020) Neuronal and peripheral damages induced by synthetic psychoactive substances: an update of recent findings from human and animal studies. Neural Regen Res 15:802–816

Cottencin O, Rolland B, Karila L (2014) New designer drugs (synthetic cannabinoids and synthetic cathinones): review of literature. Curr Pharm Des 20:4106–4111

Couchman L, Frinculescu A, Sobreira CC, Shine T, Ramsey J, Hect M, Kipper K, Holt DW, Johnston A (2019) Variability in content and dissolution profiles of MDMA tablets collected in the UK between 2001 and 2018 – a potential risk to users? Drug Test Anal 11:1172–1182

Covert RF, Schreiber MD, Tebbett IR, Torgerson LJ (1994) Hemodynamic and cerebral blood flow effects of cocaine, cocaethylene and benzoylecgonine in conscious and anesthetized fetal lambs. J Pharmacol Exp Ther 270:118–126

Cregler LL, Mark H (1986) Medical complications of cocaine abuse. N Engl J Med 315:1495–1500

Cruickshank CC, Dyer KR (2009) A review of the clinical pharmacology of methamphetamine. Addiction 104:1085–1099

Crummy EA, O'Neal TJ, Baskin BM, Ferguson SM (2020) One is not enough: understanding and modeling polysubstance use. Front Neurosci 14:569

Curran HV (2000) Is MDMA („ecstasy") neurotoxic in humans? An overview of evidence and of methodological problems in research. Neuropsychobiology 42:34–41

D'Souza T, Shraberg D (1981) Intracranial hemorrhage associated with amphetamine use. Neurology 31:922–923

Daras M, Tuchman AJ, Koppel BS, Samkoff LM, Weitzner I, Marc J (1994) Neurovascular complications of cocaine. Acta Neurol Scand 90:124–129

Dargan PI, Wood DM (Eds) (2013) Novel psychoactive substances: classification, pharmacology and toxicology. Academic Press/Elsevier Inc., London

Darke S (2003) Polydrug use and overdose: overthrowing old myths. Addiction 98:711

Darke S (2016) Heroin overdose. Addiction 111:2060–2063

Darke S, Duflou (2016) The toxicology of heroin-related death: estimating survival times. Addiction 111:1607–1613

Darke S, Zador D (1996) Fatal heroin „overdose": a review. Addiction 91:1765–1772

Darke S, Kaye S, McKetin R, Duflou J (2008) Major physical and psychological harms of methamphetamine use. Drug Alcohol Rev 27:253–262

Darke S, Duflou J, Torok M (2010) Comparative toxicology of intentional and accidental heroin overdose. J Forensic Sci 55:1015–1018

Darke S, Duflou J, Torok M (2011) Toxicology and characteristics of fatal oxycodone toxicity cases in New South Wales, Australia 1999–2008. J Forensic Sci 56:690–693

Darke S, Lappin J, Kaye S, Duflou J (2018) Clinical characteristics of fatal methamphetamine-related stroke: a national study. J Forensic Sci 63:735–739

Darke S, Duflou J, Kaye S, Farrell M, Lappin J (2019a) Psychostimulant use and fatal stroke in young adults. J Forensic Sci 64:1421–1426

Darke S, Duflou J, Peacock A, Farrell M, Lappin J (2019b) Characteristics and circumstances of death related to new psychoactive stimulants and hallucinogens in Australia. Drug Alcohol Depend 204:107556

Darke S, Duflou J, Farrell M, Peacock A, Lappin J (2020) Characteristics and circumstances of synthetic cannabinoid-related death. Clin Toxicol 58:368–374

Dash S, Balasubramaniam M, Villalta F, Dash C, Pandhare J (2015) Impact of cocaine abuse on HIV pathogenesis. Front Microbiol 6:1111

Davidson C, Gow AJ, Lee TH, Ellinwood EH (2001) Methamphetamine neurotoxicity: necrotic and apoptotic mechanisms and relevance to human abuse and treatment. Brain Res Rev 36:1–22

Davidson C, Opacka-Juffry J, Arevalo-Martin A, Garcia-Ovejero D, Molina-Holgado E, Molina-Holgado F (2017) Spicing up pharmacology: a review of synthetic cannabinoids from structure to adverse events. Adv Pharmacol 80:135–168

Davis GD, Swalwell CI (1996) The incidence of acute cocaine or methamphetamine intoxication in deaths due to ruptured cerebral (berry) aneurysms. J Forensic Sci 41:626–628

Davis GG, Swalwell CI (1994) Acute aortic dissections and ruptured berry aneurysms associated with methamphetamine abuse. J Forensic Sci 39:1481–1485

De Felice LJ, Glennon RA, Negus SS (2014) Synthetic cathinones: chemical phylogeny, physiology, and neuropharmacology. Life Sci 97:20–26

De la Torre R, Farre M, Roset PN, Pizarro N, Abanades S, Segura M, Segura J, Cami J (2004) Human pharmacology of MDMA: pharmacokinetics, metabolism and disposition. Ther Drug Monit 26:137–144

De Letter EA, Espeel M, Craeymeersch M, Lambert WE, Clauwaert K, Dams R, Mortier KA, Piette M (2003) Immunohistochemical demonstration of the amphetamine derivatives 3,4-met hylenedioxymethamphetamine (MDMA) and 3,4-methylenedioxyamphetamine (MDA) in human post-mortem brain tissues and the pituitary gland. Int J Legal Med 117:2–9

Dean AC, Groman SM, Morales AM, London ED (2013) An evaluation of the evidence that methamphetamine abuse causes cognitive decline in humans. Neuropsychopharmacology 38:259–274

Delaney P, Estes M (1980) Intracranial hemorrhage with amphetamine abuse. Neurology 30:1125–1128

DeLisi LE (2008) The effect of cannabis on the brain: can it cause brain anomalies that lead to increased risk for schizophrenia? Curr Opin Psychiatry 21:140–150

Deng H, Verrico CD, Kosten TR, Nielsen DA (2018) Psychosis and synthetic cannabinoids. Psychiatry Res 268:400–412

Derlet RW, Rice P, Horowitz BZ, Lord RV (1989) Amphetamine toxicity: experience with 127 cases. J Emerg Med 7:157–161

Devane WA, Dysarz FAI, Johnson MR, Melvin LS, Howlett AC (1988) Determination and characterization of a cannabinoid receptor in rat brain. Mol Pharmacol 34:605–613

Devereaux AL, Mercer SL, Cunningham CW (2018) DARK classics in chemical neuroscience: morphine. ACS Chem Neurosci 9:2395–2407

Dhillon NK, Peng F, Bokhari S, Callen S, Shi SH, Zhu X, Kim KJ, Buch SJ (2008) Cocaine-mediated alteration in tight junction expression and modulation of CCL2/CCR2 axis across the blood-brain barrier: implications for HIV-dementia. J Neuroimmune Pharmacol 3:52–56

Di Marzo V (1998) „Endocannabinoids" and other fatty acid derivatives with cannabimimetic properties: biochemistry and possible physiopathological relevance. Biochim Biophys Acta 1392:153–175

Di Marzo V (2011) Endocannabinoid signaling in the brain: biosynthetic mechanisms in the limelight. Nat Neurosci 14:9–15

Diana M, Melis M, Muntoni AL, Gessa GL (1998) Mesolimbic dopaminergic decline after cannabinoid withdrawal. Proc Natl Acad Sci U S A 95:10269–10273

Diez-Tejedor E, Frank A, Gutierrez M, Barreiro P (1998) Encephalopathy and biopsy-proven cerebrovascular inflammatory changes in a cocaine abuser. Eur J Neurol 5:103–107

Dinis-Oliveira RJ, Carvalho F, Duarte JA, Remião F, Marques A, Santos A, Magalhães T (2010) Collection of biological samples in forensic toxicology. Toxicol Mech Methods 20:363–414

Dogan B, Dogru H, Gungor L, Balci K (2016) Stroke due to Bonzai use: two patients. World J Emerg Med 7:310–312

Dolengevich-Segal H, Rodríguez-Salgado B, Gómez-Arnau J, Sánchez-Mateos D (2017) An approach to the new psychoactive drugs phenomenon. Salud Ment 40:71–82

Domanski K, Kleinschmidt KC, Schulte JM, Fleming S, Frazee C, Menendez A, Tavakoli K (2017) Two cases of intoxication with new synthetic opioid, U-47700. Clin Toxicol 55:46–50

Dowling GP, McDonough ETI, Bost RO (1987) „Eve" and „Ecstasy". A report of five deaths associated with the use of MDEA and MDMA. JAMA 257:1615–1617

Downing J (2002) The psychological and physiological effects of MDMA on normal volunteers. J Psychoactive Drugs 18:335–340

Drake LR, Scott PJH (2018) DARK classics in chemical neuroscience: cocaine. ACS Chem Neurosci 9:2358–2372

Drummer OH (2019) Fatalities caused by novel opioids: a review. Forensic Sci Res 4:95–110

Drummer OH, Gerostamoulos D, Woodford NW (2019) Cannabis as a cause of death: a review. Forensic Sci Int 298:298–306

Dunlap LE, Andrews AM, Olson DE (2018) Dark classics in chemical neuroscience: 3,4-methylenedioxymethamphetamine. ACS Chem Neurosci 9:2408–2427

Dyuizen I, Lamash NE (2009) Histo- and immunocytochemical detection of inducible NOS and TNF-α in the locus coeruleus of human opiate addicts. J Chem Neuroanat 37:65–70

Ell JJ, Uttley D, Silver JR (1981) Acute myelopathy in association with heroin addiction. J Neurol Neurosurg Psychiatry 44:448–450

Elliott S (2011) Current awareness of piperazines: pharmacology and toxicology. Drug Test Anal 3:430–438

ElSohly MA, Mehmedic Z, Foster S, Gon C, Chandra S, Church JC (2016) Changes in cannabis potency over the last 2 decades (1995–2014): analysis of current data in the United States. Biol Psychiatry 79:613–619

Ernst T, Chang L, Leonido-Yee M, Speck O (2000) Evidence for long-term neurotoxicity associated with methamphetamine abuse. A ^{1}H MRS study. Neurology 54:1344–1349

Escribá PV, Sastre M, García-Sevilla JA (1994) Increased density of guanine nucleotide-binding proteins in the postmortem brains of heroin addicts. Arch Gen Psychiatry 51:494–501

Fattore L, Melis M, Fadda P, Pistis M, Fratta W (2010) The endocannabinoid system and nondrug rewarding behaviours. Exp Neurol 224:23–36

Felgate HE, Felgate PD, James RA, Sims DN, Vozzo DC (1998) Recent paramethoxymethamphetamine deaths. J Anal Toxicol 22:169–172

Fernandes N, Sriram U, Gofman L, Cenna J, Ramirez S, Potula R (2016) Methamphetamine alters microglial immune function through P2X7R signalling. J Neuroinflammation 13:91

Fernández-Calderón F, Blanco-Rodríguez M, Martín-Cazorla F, Martínez-Téllez I, Soriano-Ramón T, Bilbao-Acedos I (2017) Drug-induced deaths in Southern Spain: profiles and associated characteristics. J Subst Use 22:289–294

Fessler RD, Esshaki CM, Stankewitz RC, Johnson RR, Diaz FG (1997) The neurovascular complications of cocaine. Surg Neurol 47:339–345

Fiala M, Eshleman AJ, Cashman J, Lin J, Lossinsky AS, Suarez V, Yang W, Zhang J, Popik W, Singer E, Chiappelli F, Carro E, Weinand M, Witte M, Arthos J (2005) Cocaine increases human immunodeficiency virus type 1 neuroinvasion through remodeling brain microvascular endothelial cells. J Neurovirol 11:281–291

Figueiredo PR, Tolomeo S, Steele JD, Baldacchino A (2020) Neurocognitive consequences of chronic cannabis use: a systematic review and meta-analysis. Neurosci Biobehav Rev 108:358–369

Fineschi V, Masti A (1996) Fatal poisoning by MDMA (ecstasy) and MDEA: a case report. Int J Legal Med 108:272–275

Fineschi V, Centini F, Mazzeo E, Turillazzi E (1999) Adam (MDMA) and Eve (MDEA) misuse: an immunohistochemical study on three fatal cases. Forensic Sci Int 104:65–74

Fonseca AC, Ferro JM (2013) Drug abuse and stroke. Curr Neurol Neurosci Rep 13:325

Forrest ARW, Galloway JH, Marsh ID, Strachan GA, Clark JC (1994) A fatal overdose with 3,4-methylenedioxyamphetamine derivatives. Forensic Sci Int 64:57–59

Fowler JS, Volkow ND, Wang GJ, Gatley SJ, Logan J (2001) [(^{11})]Cocaine: PET studies of cocaine pharmacokinetics, dopamine transporter availability and dopamine transporter occupancy. Nucl Med Biol 28:561–572

Fredericks RK, Lefkowitz DS, Challa VR, Troost BT (1991) Cerebral vasculitis associated with cocaine abuse. Stroke 22:1437–1439

Freeman MJ, Rose DZ, Myers MA, Gooch CL, Bozeman AC, Burgin WS (2013) Ischemic stroke after use of the synthetic marijuana „spice". Neurology 81:2090–2093

Freeman TP, van der Pol P, Kuijpers W, Wisselink J, Das RK, Rigter S, van Laar M, Griffiths P, Swift W, Niesink R, Lynskey MT (2018) Changes in cannabis potency and first-time admissions to drug treatment: a 16-year study in the Netherlands. Psychol Med 48:2346–2352

Freeman TP, Groshkova T, Cunningham A, Sedefov R, Griffiths P, Lynksey MT (2019) Increasing potency and price of cannabis in Europe, 2006–2016. Addiction 114:1015–1023

Freese TE, Miotto K, Reback CJ (2002) The effects and consequences of selected club drugs. J Subst Abus Treat 23:151–156

French ED, Dillon K, Wu X (1997) Cannabinoids excite dopamine neurons in the ventral tegmentum and substantia nigra. Neuroreport 8:649–652

Fride E (2002) Endocannabinoids in the central nervous system – an overview. Prostaglandins Leukot Essent Fat Acids 66:221–233

Frisoni P, Bacchio E, Bilel S, Talarico A, Gaudio R, Barbieri M, Neri M, Marti M (2018) Novel synthetic opioids: the pathologist's point of view. Brain Sci 8:170

Frost DO, Cadet JL (2000) Effects of methamphetamine-induced neurotoxicity on the development of neural circuits: a hypothesis. Brain Res Rev 34:103–118

Fukui K, Nakajima T, Kariyama H, Kashiba A, Kato N, Tohyama I, Kimura H (1989) Selective reduction of serotonin immunoreactivity in some forebrain regions of rats induced by acute methamphetamine treatment; quantitative morphometric analysis by serotonin immunocytochemistry. Brain Res 482:198–203

Gabilondo AM, Meana JJ, Barturen F, Sastre M, García-Sevilla JA (1994) µ-opioid receptor and α2-adrenoreceptor agonist binding sites in the postmortem brain of heroin addicts. Psychopharmacology (Berl) 115:135–140

García-Sevilla JA, Ventayol P, Busquets X, La Harpe R, Walzer C, Guimón J (1997a) Marked decrease of immunolabelled 68 kDa neurofilament (NF-L) proteins in brains of opiate addicts. Neuroreport 8:1561–1570

García-Sevilla JA, Ventayol P, Busquets X, La Harpe R, Walzer C, Guimón J (1997b) Regulation of immunolabelled µ-opioid receptors and protein kinase C-α and ζ isoforms in the frontal cortex of human opiate addicts. Neurosci Lett 226:29–32

German CL, Fleckenstein AE, Hanson GR (2014) Bath salts and synthetic cathinones: an emerging designer drug phenomenon. Life Sci 97:2–8

Gerostamoulos J, Burke MP, Drummer OH (1996) Involvement of codeine in drug-related deaths. Am J Forensic Med Pathol 17:327–335

Gerostamoulos J, Staikos V, Drummer OH (2001) Heroin-related deaths in Victoria: a review of cases for 1997 and 1998. Drug Alcohol Depend 61:123–127

Gerra G, Zaimovic A, Ferri M, Zambelli U, Timpano M, Neri E, Marzocchi F, Delsignore R, Brambilla F (2000) Long-lasting effects of (±)3,4-methylenedioxymethamphetamine (ecstasy) on serotonin system functions in humans. Biol Psychiatry 47:127–136

Gill H, Kelly E, Henderson G (2019) How the complex pharmacology of the fentanyls contributes to their lethality. Addiction 114:1524–1525

Gill JR, Hayes JA, deSouza IS, Marker E, Stajic M (2002) Ecstasy (MDMA) deaths in New York City: a case series and review of the literature. J Forensic Sci 47:121–126

Giné CV, Espinosa IF, Vilamala MV (2014) New psychoactive substances as adulterants of controlled drugs. A worrying phenomenon? Drug Test Anal 6:819–824

Ginsberg MD, Hedley-Whyte ET, Richardson EP Jr (1976) Hypoxic-ischemic leukoencephalopathy in man. Arch Neurol 33:5–14

Giorgetti A, Centola C, Giorgetti R (2017) Fentanyl novel derivative-related deaths. Hum Psychopharmacol Clin Exp 32:e2605

Giorgetti A, Busardò FP, Tittarelli R, Auwärter V, Giorgetti R (2020a) Post-mortem toxicology: a systematic review of death cases involving synthetic cannabinoid receptor agonists. Front Psychiatry 11:464

Giorgetti A, Mogler L, Halter S, Haschimi B, Alt A, Rentsch D, Schmidt B, Thoma V, Vogt S, Auwärter V (2020b) Four cases of death involving the novel synthetic cannabinoid 5F-Cumyl-PEGACLONE. Forensic Toxicol 38:314–326

Glass M, Dragunow M, Faull RLM (1997) Cannabinoid receptors in the human brain: a detailed anatomical and quantitative autoradiographic study in the fetal neonatal and adult human brain. Neuroscience 77:299–318

Gledhill JA, Moore DF, Bell D, Henry JA (1993) Subarachnoid haemorrhage associated with MDMA abuse. J Neurol Neurosurg Psychiatry 56:1036–1037

Gold MS (1993) Opiate addiction and the locus coeruleus. The clinical utility of clonidine, naltrexone, methadone, and buprenorphine. Psychiatry Clin N Am 16:61–73

Gonçalves JL, Alves VL, Aguiar J, Teixeira HM, Câmara JS (2019) Synthetic cathinones: an evolving class of new psychoactive substances. Crit Rev Toxicol 49:549–566

Goodhart LC, Loizou LA, Anderson M (1982) Heroin myelopathy. J Neurol Neurosurg Psychiatry 45:562–563

Gosztonyi G, Schmidt V, Nickel R, Rothschild MA, Camacho S, Siegel G, Zill E, Pauli G, Schneider V (1993) Neuropathologic analysis of postmortal brain samples of HIV-seropositive and -seronegative i.v. drug addicts. Forensic Sci Int 62:101–105

Gottschalk PC, Kosten TR (2002) Cerebral perfusion defects in combined cocaine and alcohol dependence. Drug Alcohol Depend 68:95–104

Gould MS, Walsh BT, Munfakh JL, Kleinman M, Duan N, Olfson M, Greenhill L, Cooper T (2009) Sudden death and use of stimulant medications in youths. Am J Psychiatry 166:992–1001

Gouzoulis-Mayfrank E, Daumann J (2006) Neurotoxicity of methylenedioxyamphetamines (MDMA; ecstasy) in humans: how strong is the evidence for persistent brain damage? Addiction 101:348–361

Graß H, Behnsen S, Kimont H-G, Staak M, Käferstein H (2003) Methadone and its role in drug-related fatalities in Cologne 1989–2000. Forensic Sci Int 132:195–200

Gray F, Lescs MC, Keohane C, Paraire F, Marc B, Durigon M, Gherardi R (1992) Early brain changes in HIV infection: neuropathological study of 11 HIV seropositive, non-AIDS cases. J Neuropathol Exp Neurol 51:177–185

Green AR, Goodwin GM (1996) Ecstasy and neurodegeneration. Br Med J 312:1493–1494

Green AR, Cross AJ, Goodwin GM (1995) Review of the pharmacology and clinical pharmacology of 3,4-methylenedioxymethamphetamine (MDMA or „ecstasy"). Psychopharmacology (Berl) 119:247–260

Green AR, Mechan AO, Elliott JM, O'Shea E, Colado MI (2003) The pharmacology and clinical pharmacology of 3,4-methylenedioxymethamphetamine (MDMA, „ecstasy"). Pharmacol Rev 55:463–508

Guilarte TR (2001) Is methamphetamine abuse a risk factor in parkinsonism? Neurotoxicology 22:725–731

Gurney SMR, Scott KS, Kacinko SL, Presley BC, Logan BK (2014) Pharmacology, toxicology, and adverse effects of synthetic cannabinoid drugs. Forensic Sci Rev 26:53–78

Gutowicz M, Sadurska B, Chołojczyk M, Pokorska-Lis M, Siwińska-Ziółkowska A, Barańczyk-Kuźma A (2006) Antioxidant status in different regions of heroin addicts' brain. Environ Toxicol Pharmacol 21:80–85

Gutowicz M, Kaźmierczak B, Barańczyk-Kuźma A (2011) The influence of heroin abuse on glutathione-dependent enzymes in human brain. Drug Alcohol Depend 113:8–12

Guzmán M, Sánchez C, Galve-Roperh I (2001) Control of the cell survival/death decision by cannabinoids. J Mol Med 78:613–625

Hackam DG (2015) Cannabis and stroke. Systematic appraisal of case reports. Stroke 46:852–856

Halberstadt AL (2017) Pharmacology and toxicology of N-benzylphenethylamine („NBOMe") hallucinogens. Curr Top Behav Neurosci 32:283–311

Hall W, Degenhardt L (2014) The adverse health effects of chronic cannabis use. Drug Test Anal 6:39–45

Halpern J, Sherwood A, Hudson J, Gruber S, Kozin D, Pope HG (2011) Residual neurocognitive features of long-term ecstasy users with minimal exposure to other drugs. Addiction 106:777–786

Halpern M, Citron BP (1971) Necrotizing angiitis associated with drug abuse. AJR Am J Roentgenol 111:663–671

Halter S, Haschimi B, Mogler L, Auwärter V (2020) Impact of legislation on NPS markets in Germany – the rise and fall of 5F-ADB. Drug Test Anal 12:853–856

Hamilton I, Monaghan M (2019) Cannabis and psychosis: are we any closer to understanding the relationship? Curr Psychiatry Rep 21:48

Hampson RE, Deadwyler SA (1999) Cannabinoids, hippocampal function and memory. Life Sci 65:715–723

Hancox JC, Kalk NJ, Henderson G (2020) Synthetic cannabinoids and potential cardiac arrhythmia risk: an important message for drug users. Ther Adv Drug Saf 11:1–4

Hanson GR, Gibb JW, Metzger RR, Kokoshka JM, Fleckenstein AE (1998) Methamphetamine-induced rapid and reversible reduction in the activities of tryptophan hydroxylase and dopamine transporters: oxidative consequences? Ann N Y Acad Sci 844:103–107

Hanyu S, Ikeguchi K, Imai H, Imai N, Yoshida M (1995) Cerebral infarction associated with 3,4-methylenedioxymethamphetamine („ecstasy") abuse. Eur Neurol 35:173

Harding-Pink D (1993) Methadone: one person's maintenance dose is another's poison. Lancet 341:665–666

Harries DP, De Silva R (1992) „Ecstasy" and intracerebral haemorrhage. Scot Med J 37:150–152

Harrington H, Heller A, Dawson D, Caplan LR, Rumbaugh CL (1983) Intracerebral hemorrhage and oral amphetamine. Arch Neurol 40:503–507

Harris CR, Brown A (2013) Synthetic cannabinoid intoxication: a case series and review. J Emerg Med 44:360–366

Harro J (2015) Neuropsychiatric adverse effects of amphetamine and methamphetamine. Int Rev Neurobiol 120:179–204

Hart CL, Marvin CB, Silver R, Smith EE (2012) Is cognitive functioning impaired in methamphetamine users? A critical review. Neuropsychopharmacology 37:586–608

Hart JB, Wallace J (1975) The adverse effects of amphetamines. Clin Toxicol 8:179–190

Hartung B, Kauferstein S, Ritz-Timme S, Daldrup T (2014) Sudden unexpected death under acute influence of cannabis. Forensic Sci Int 237:e11–e13

Harvey DC, Lacan G, Tanious SP, Melega WP (2000) Recovery from methamphetamine induced long-term nigrostriatal dopaminergic deficits without substantia nigra cell loss. Brain Res 871:259–270

Hasan A, von Keller R, Friemel CM, Hall W, Schneider M, Koethe D, Leweke FM, Strube W, Hoch E (2020) Cannabis use and psychosis: a review of reviews. Eur Arch Psychiatry Clin Neurosci 270:403–412

Hashimoto E, Frölich L, Ozawa H, Saito T, Shichinohe S, Takahata N, Riederer P (1996) Alteration of guanosine triphosphate binding proteins in postmortem brains of heroin addicts. Alcohol Clin Exp Res 20(Suppl):301A–304A

Hassan Z, Bosch OG, Singh D, Narayanan S, Kasinather BV, Seifritz E, Kornhuber J, Quednow BB, Müller CP (2017) Novel psychoactive substances – recent progress on neuropharmacological mechanisms of action for selected drugs. Front Psychiatry 8:152

Hatzidimitriou G, McCann UD, Ricaurte GA (1999) Altered serotonin innervation patterns in the forebrain of monkeys treated with (±)3,4-methylenedioxymethamphetamine seven years previously: factors influencing abnormal recovery. J Neurosci 19:5096–5107

Haughey HM, Fleckenstein AE, Metzger RR, Hanson GR (2000) The effects of methamphetamine on serotonin transporter activity: role of dopamine and hyperthermia. J Neurochem 75:1608–1617

Havakuk O, Rezkalla SH, Kloner RA (2017) The cardiovascular effects of cocaine. J Am Coll Cardiol 70:101–113

Hayashi T, Buschmann C, Matejic D, Riesselmann B, Tsokos M (2013) Brain abscess complicating drug abuse. Forensic Sci Med Pathol 9:106–107

He G-Q, Zhang A, Altura BT, Altura BM (1994) Cocaine-induced cerebrovasospasm and its possible mechanism of action. J Pharmacol Exp Ther 268:1532–1539

Hearn WL, Flynn DD, Hime GW, Rose S, Cofino JC, Mantero-Atienza E, Wetli CV, Mash DC (1991) Cocaethylene: a unique cocaine metabolite displays high affinity for the dopamine transporter. J Neurochem 56:698–701

Hegadoren KM, Baker GB, Bourin M (1999) 3,4-Methylenedioxy analogues of amphetamine: defining the risks to humans. Neurosci Biobehav Rev 23:539–553

Heide G, Høiseth G, Middelkoop G, Øiestad ÅML (2020) Blood concentrations of designer benzodiazepines: relation to impairment and findings in forensic cases. J Anal Toxicol 44:905–914

Helander A, Bäckberg M, Beck O (2020) Drug trends and harm related to new psychoactive substances (NPS) in Sweden from 2010 to 2016: experiences from the STRIDA project. PLoS One 15:e0232038

Hemby SE (2010) Cocainomics: new insights into the molecular basis of cocaine addiction. J Neuroimmune Pharmacol 5:70–82

Henry JA, Jeffreys KJ, Dawling S (1992) Toxicity and deaths from 3,4-methylenedioxymethamphetamine („ecstasy"). Lancet 340:384–387

Herkenham M (1992) Cannabinoid receptor localization in brain: relationship to motor and reward systems. Ann N Y Acad Sci 654:19–32

Herkenham M, Lynn AB, Little MD, Johnson MR, Melvin LS, de Costa BR, Rice KC (1990) Cannabinoid receptor localization in brain. Proc Natl Acad Sci U S A 87:1932–1936

Hermanns-Clausen M, Kneisel S, Szabo B, Auwärter V (2013) Acute toxicity due to the confirmed consumption of synthetic cannabinoids: clinical and laboratory findings. Addiction 108:534–544

Herning RI, King DE, Better WE, Cadet JL (1999) Neurovascular deficits in cocaine abusers. Neuropsychopharmacology 21:110–118

Herskowitz A, Gross E (1973) Cerebral infarction associated with heroin sniffing. Southern Med J 66:778–784

Hess C, Maas A, Madea B (2014) Legal highs. Chemie, Pharmakologie, Toxikologie und forensische Bedeutung. Rechtsmedizin 24:291–305

Heye N, Hankey GJ (1996) Amphetamine-associated stroke. Cerebrovasc Dis 6:149–155

Hill SL, Thomas SH (2011) Clinical toxicology of newer recreational drugs. Clin Toxicol 49:705–719

Hoffman AF, Lupica CR (2001) Direct actions of cannabinoids on synaptic transmission in the nucleus accumbens: a comparison with opioids. J Neurophysiol 85:72–83

Hollister LE (1986) Health aspects of cannabis. Pharmacol Rev 38:1–20

Horowitz JM, Torres G (1999) Cocaethylene: effects on brain systems and behavior. Addict Biol 4:127–140

Horváth M, Dunay G, Csonka R, Keller É (2013) Deadly heroin or the death of heroin – overdoses caused by illicit drugs of abuse in Budapest, Hungary between 1994 and 2012. Neuropsychopharmacol Hung 15:253–259

Horvath MC, Kovacs GG, Kovari V, Majtenyi K, Hurd YL, Keller E (2007) Heroin abuse is characterized by discrete mesolimbic dopamine and opioid abnormalities and exaggerated nuclear receptor-related 1 transcriptional decline with age. J Neurosci 27:13371–13375

Howlett AC, Barth F, Bonner TI, Cabral G, Casellas P, Devane WA, Felder CC, Herkenham M, Mackie K, Martin BR, Mechoulam R, Pertwee RG (2002) Classification of cannabinoid receptors. Pharmacol Rev 54:161–202

Howlett AC, Breivogel CS, Childers SR, Deadwyler SA, Hampson RE, Porrino LJ (2004) Cannabinoid physiology and pharmacology: 30 years of progress. Neuropharmacology 47:345–358

Huang M-C, Yang S-Y, Lin S-K, Chen K-Y, Chen Y-Y, Kuo C-J, Hung Y-N (2016) Risk of cardio-vascular diseases and stroke events in methamphetamine users: a 10-year follow-up study. J Clin Psychiatry 77:1396–1403

Huether G, Zhou D, Rüther E (1997) Causes and consequences of the loss of serotonergic presyn-apses elicited by the consumption of 3,4-methylenedioxymethamphetamine (MDMA, „ecs-tasy") and its congeners. J Neural Transm 104:771–794

Hughes JC, McCabe M, Evans RJ (1993) Intracranial haemorrhage associated with ingestion of „ecstasy". Arch Emerg Med 10:372–374

Hull MJ, Juhascik M, Mazur F, Flomenbaum MA, Behonick GS (2007) Fatalities associated with fentanyl and co-administered cocaine or opiates. J Forensic Sci 52:1383–1388

Hurd YL, Herkenham M (1993) Molecular alterations in the neostriatum of human cocaine ad-dicts. Synapse 13:357–369

Iacovelli L, Fulceri F, De Blasi A, Nicoletti F, Ruggieri S, Fornai F (2006) The neurotoxicity of amphetamines: bridging drugs of abuse and neurodegenerative disorders. Exp Neurol 201:24–31

Imanse J, Vanneste J (1990) Intraventricular hemorrhage following amphetamine abuse. Neuro-logy 40:1318–1319

Insel TR, Battaglia G, Johannessen JN, Marra S, De Souza EB (1989) 3,4-Methylenedioxymetha mphetamine („ecstasy") selectively destroys brain serotonin terminals in rhesus monkeys. J Pharmacol Exp Ther 249:713–720

Iversen L (2003) Cannabis and the brain. Brain 126:1252–1270

Iversen L, White M, Treble R (2014) Designer psychostimulants: pharmacology and differences. Neuropharmacology 87:59–65

Ives R, Ghelani P (2006) Polydrug use (the use of drugs in combination): a brief review. Drugs Educ Prev Policy 13:225–232

Jacobs IG, Roszler MH, Kelly JK, Klein MA, Kling GA (1989) Cocaine abuse: neurovascular complications. Radiology 170:223–227

James A, James C, Thwaites T (2013) The brain effects of cannabis in healthy adolescents and in adolescents with schizophrenia: a systematic review. Psychiatry Res Neuroimag 214:181–189

James RA, Dinan A (1998) Hyperpyrexia associated with fatal paramethoxyamphetamine (PMA) abuse. Med Sci Law 38:83–85

Jennings LK, White MM, Sauer CM, Mauer AM, Robertson JT (1993) Cocaine-induced platelet defects. Stroke 24:1352–1359

Jensen R, Olsen TS, Winther BB (1990) Severe non-occlusive ischemic stroke in young heroin addicts. Acta Neurol Scand 81:354–357

Johanson C-E, Fischman MW (1989) The pharmacology of cocaine related to its abuse. Pharmacol Rev 41:3–52

Johns A (2001) Psychiatric effects of cannabis. Br J Psychiatry 178:116–122

Jones AW (2017) Postmortem toxicology findings from medicolegal investigations of drug-related deaths among the rich and famous. Toxicol Anal Clin 29:298–308

Jones JD, Mogali S, Comer SD (2012) Polydrug abuse: a review of opioid and benzodiazepine combination use. Drug Alcohol Depend 125:8–18

Joshi N, Onaivi ES (2019) Endocannabinoid system components: overview and tissue distribution. Adv Exp Med Biol 1162:1–12

Jumbelic MI (2010) Deaths with transdermal fentanyl patches. Am J Forensic Med Pathol 31:18–21

Jurásek B, Čmelo I, Svoboda J, Čejka J, Svozil D, Kuchař M (2021) New psychoactive substances on dark web markets: from deal solicitation to forensic analysis of purchased substances. Drug Test Anal 13:156–168

Kaag AM, van Wingen GA, Caan MWA, Homberg JR, van den Brink W, Reneman L (2017) White matter alterations in cocaine users are negatively related to the number of additionally (ab)used substances. Addict Biol 22:1048–1056

Kaag AM, Schulte MHJ, Jansen JM, van Wingen G, Homberg J, van den Brink W, Wiers RW, Schmaal L, Goudriaan AE, Reneman L (2018) The relation between gray matter volume and the use of alcohol, tobacco, cocaine and cannabis in male polysubstance users. Drug Alcohol Depend 187:186–194

Kaku DA, Lowenstein DH (1990) Emergence of recreational drug abuse as a major risk factor for stroke in young adults. Ann Intern Med 113:821–827

Kalant H (2001) The pharmacology and toxicology of „ecstasy" (MDMA) and related drugs. CMAJ 165:917–928

Kalasinsky KS, Bosy TZ, Schmunk GA, Ang L, Adams V, Gore SB, Smialek J, Furukawa Y, Guttman M, Kish SJ (2000) Regional distribution of cocaine in postmortem brain of chronic human cocaine users. J Forensic Sci 45:1041–1048

Kalivas PW, McFarland K (2003) Brain circuitry and the reinstatement of cocaine-seeking behavior. Psychopharmacology (Berl) 168:44–56

Kamińska K, Świt P, Malek K (2020) 25C-NBOMe short characterization. Forensic Toxicol 38:490–495

Karch SB (2006) Cannabis and cardiotoxicity. Forensic Sci Med Pathol 2:13–18

Karch SB (2015) Cathinone neurotoxicity (The "3Ms"). Curr Neuropharmacol 13:21–25

Karch SB, Drummer OH (2016) Karch's Pathology of Drug Abuse, 5th. Ed. CRC Press/Taylor & Francis Group, Boca Raton

Karch SB, Stephens BG (2000) Toxicology and pathology of deaths related to methadone: retrospective review. West J Med 172:11–14

Karch SB, Stephens BG, Ho C-H (1999) Methamphetamine-related deaths in San Francisco: demographic, pathologic, and toxicologic profiles. J Forensic Sci 44:359–368

Katona I, Freund TF (2012) Multiple functions of endocannabinoid signaling in the brain. Annu Rev Neurosci 35:529–558

Katselou M, Papoutsis I, Nikolaou P, Spiliopoulou C, Athanaselis S (2015) AH-7921: the list of new psychoactive opioids is expanded. Forensic Toxicol 33:195–201

Kaufman MJ, Levin JM, Ross MH, Lange N, Rose SL, Kukes TJ, Mendelson JH, Lukas SE, Cohen BM, Renshaw PF (1998) Cocaine-induced cerebral vasoconstriction detected in humans with magnetic resonance angiography. JAMA 279:376–380

Kaye BR, Fainstat M (1987) Cerebral vasculitis associated with cocaine abuse. JAMA 258:2104–2106

Kaye S, McKetin R, Duflou J, Darke S (2007) Methamphetamine and cardiovascular pathology: a review of the evidence. Addiction 102:1204–1211

Kaye S, Darke S, Duflou J, McKetin R (2008) Methamphetamine-related fatalities in Australia: demographics, circumstances, toxicology and major organ pathology. Addiction 103:1353–1360

Kaye S, Darke S, Duflou J (2009) Methylenedioxymethamphetamine (MDMA)-related fatalities in Australia: demographics, circumstances, toxicology and major organ pathology. Drug Alcohol Depend 104:254–261

Kelly JP (2011) Cathinone derivatives: a review of their chemistry, pharmacology and toxicology. Drug Test Anal 3:439–453

Kelly MA, Gorelick PB, Mirza D (1992) The role of drugs in the etiology of stroke. Clin Neuropharmacol 15:249–275

King J, Richards M, Tress B (1978) Cerebral arteritis associated with heroin abuse. Med J Aust 2:444–445

King LA (2014) New phenethylamines in Europe. Drug Test Anal 6:808–818

Kintz P (2001) Deaths involving buprenorphine: a compendium of French cases. Forensic Sci Int 121:65–69

Kiryakova T (2015) Forensic medical aspects of opioid intoxication in Sofia and Sofia region for the period 2011–2014. Medicine 5:365–371

Kiryakova T (2016) Forensic study of the morphological changes in the brain tissue of deceased with history of drug abuse. Sci Technol 6:125–131

Kish SJ (2002) How strong is the evidence that brain serotonin neurons are damaged in human users of ecstasy? Pharmacol Biochem Behav 71:845–855

Kish SJ (2008) Pharmacologic mechanisms of crystal meth. CMAJ 178:1679–1682

Kish SJ, Kalasinsky KS, Derkach P, Schmunk GA, Guttman M, Ang L, Adams V, Furukawa Y, Haycock JW (2001) Striatal dopaminergic and serotonergic markers in human heroin users. Neuropsychopharmacology 24:561–567

Kitamura O (2009) Detection of methamphetamine neurotoxicity in forensic autopsy cases. Legal Med 11(Suppl. 1):S63–S65

Kleis J, Germerott T, Halter S, Héroux V, Roehrich J, Schwarz CS, Hess C (2020) The synthetic cannabinoid 5F-MDMB-PICA: a case series. Forensic Sci Int 314:110410

Klonoff DC, Andrews BT, Obana WG (1989) Stroke associated with cocaine use. Arch Neurol 46:989–993

Klys M, Konopka T, Rojek S (2005) Intracerebral hemorrhage associated with amphetamine. J Anal Toxicol 29:577–581

Koesters SC, Rogers PD, Rajasingham CR (2002) MDMA („ecstasy") and other „club drugs": the new epidemic. Pediatr Clin N Am 49:415–433

Köfalvi A (Hrsg) (2008) Cannabinoids and the brain. Springer Science + Business Media LLC, New York

Kolbrich EA, Goodwin RS, Gorelick DA, Hayes RJ, Stein EA, Huestis MA (2008) Physiological and subjective responses to controlled oral 3,4-methylenedioxymethamphetamine administration. J Clin Psychopharmacol 28:432–440

Konzen JP, Levine SR, Garcia JH (1995) Vasospasm and thrombus formation as possible mechanisms of stroke related to alkaloidal cocaine. Stroke 26:1114–1118

Kousik SM, Napier TC, Carvey PM (2012) The effects of psychostimulant drugs on blood brain barrier function and neuroinflammation. Front Pharmacol 3:121

Kousik SM, Napier TC, Ross RD, Sumner DR, Carvey PM (2014) Dopamine receptors and the persistent neurovascular dysregulation induced by methamphetamine self-administration in rats. J Pharmacol Exp Ther 351:432–439

Krabseth HM, Krabseth HM, Strand MC, Karinen RA, Wiik E, Vevelstad MS, Westin AA, Øiestad EL, Vindenes V (2016) Novel psychoactive substances. Tidsskr Nor Legeforen 136:714–717

Kraemer M, Fels H, Dame T, Musshoff F, Halter S, Halter S, Hess C, Madea B, Maas A (2019) Mono-/polyintoxication with 5F-ADB: a case series. Forensic Sci Int 301:e29–e37

Krendel DA, Ditter SM, Frankel MR, Ross WK (1990) Biopsy-proven cerebral vasculitis associated with cocaine abuse. Neurology 40:1092–1094

Kriegstein AR, Armitage BA, Kim PY (1997) Heroin inhalation and progressive spongiform leukoencephalopathy. N Engl J Med 336:589–590

Krinsky CS, Reichard RR (2012) Chasing the Dragon: a review of toxic leukoencephalopathy. Acad Forensic Pathol 2:67–73

Krinsky CS, Lathrop SL, Crossey M, Baker G, Zumwalt R (2011) A toxicology-based review of fentanyl-related deaths in New Mexico (1986–2007). Am J Forensic Med Pathol 32:347–351

Kronstrand R, Thelander G, Lindstedt D, Roman M, Kugelberg FC (2014) Fatal intoxications associated with the designer opioid AH-7921. J Anal Toxicol 38:599–604

Kroon E, Kuhns L, Hoch E, Cousijn J (2020) Heavy cannabis use, dependence and the brain: a clinical perspective. Addiction 115:559–572

Ksir C, Hart CL (2016) Cannabis and psychosis: a critical overview of the relationship. Curr Psychiatry Rep 18:12

Kuczyñska K, Grzonkowski P, Kacprzak L, Zawilska JB (2018) Abuse of fentanyl: an emerging problem to face. Forensic Sci Int 289:207–214

Kudlacek O, Hofmaier T, Luf A, Mayer FP, Stockner T, Nagy C, Holy M, Freissmuth M, Schmid R, Sitte HH (2017) Cocaine adulteration. J Chem Neuroanat 83–84:75–81

Kuepper R, Van Os J, Lieb R, Wittchen H-U, Höfler M, Henquet C (2011) Continued cannabis use and risk of incidence and persistence of psychotic symptoms: 10 year follow-up cohort study. Br Med J 342:d738

Kugelmass AD, Oda A, Monahan K, Cabral C, Ware JA (1993) Activation of human platelets by cocaine. Circulation 88:876–883

Kuhlman JJ Jr, McCaulley R, Valouch TJ, Behonick GS (2003) Fentanyl use, misuse, and abuse: a summary of 23 postmortem cases. J Anal Toxicol 27:499–504

Kuljis RO, Shapshak P, Alcabes P, Rodríguez de la Vega P, Fujimura R, Petito CK (2002) Increased density of neurons containing NADPH diaphorase and nitric oxide synthase in the cerebral cortex of patients with HIV-1 infection and drug abuse. J NeuroAIDS 2:19–36

Kyei-Baffour K, Lindsley CW (2020) DARK classics in chemical neuroscience: U-47700. ACS Chem Neurosci 11:3928–3936

Kyriakou C, Marinelli E, Frati P, Santurro A, Afxentiou M, Zaami S, Busardò FP (2015) NBOMe: new potent hallucinogens – pharmacology, analytical methods, toxicities, fatalities: a review. Eur Rev Med Pharmacol Sci 19:3270–3281

Labay LM, Caruso JL, Gilson TP, Phipps RJ, Knight LD, Lemos NP, McIntyre IM, Stoppacher R, Tormos LM, Wiens AL, Williams E, Logan BK (2016) Synthetic cannabinoid drug use as a cause or contributory cause of death. Forensic Sci Int 260:31–39

Lam J, Woodall KL, Solbeck P, Ross CJ, Carleton BC, Hayden MR, Koren G, Madadi P (2014) Codeine-related deaths: the role of pharmacogenetics and drug interactions. Forensic Sci Int 239:50–56

Lane-Ladd SB, Pineda J, Boundy VA, Pfeuffer T, Krupinski J, Aghajanian GK, Nestler EJ (1997) CREB (cAMP response element-binding protein) in the locus coeruleus: biochemical, physiological, and behavioral evidence for a role in opiate dependence. J Neurosci 17:7890–7901

Lappin JM, Sara GE (2019) Psychostimulant use and the brain. Addiction 114:2065–2077

Lappin JM, Darke S, Farrell M (2017) Stroke and methamphetamine use in young adults: a review. J Neurol Neurosurg Psychiatry 88:1079–1091

Larocque A, Hoffman RS (2012) Levamisole in cocaine: unexpected news from an old acquaintance. Clin Toxicol 50:231–241

Law PY, Wong YH, Loh HH (2000) Molecular mechanisms and regulation of opioid receptor signaling. Annu Rev Pharmacol Toxicol 40:389–430

Le Boisselier R, Alexandre J, Lelong-Boulouard V, Debruyne D (2017) Focus on cannabinoids and synthetic cannabinoids. Clin Pharmacol Ther 101:220–229

Leri F, Bruneau J, Stewart J (2003) Understanding polydrug use: review of heroin and cocaine co-use. Addiction 98:7–22

Lessing MPA, Hyman NM (1989) Intracranial hemorrhage caused by amphetamine abuse. J R Soc Med 82:766–767

Levine SR, Welch KMA (1988) Cocaine and stroke. Stroke 19:779–783

Levine SR, Brust JCM, Futrell N, Brass LM, Blake D, Fayad P, Schultz LR, Millikan CH, Ho K-L, Welch KMA (1991) A comparative study of the cerebrovascular complications of cocaine: alkaloidal versus hydrochloride – a review. Neurology 41:1173–1177

Leyrer-Jackson JM, Nagy EK, Olive MF (2019) Cognitive deficits and neurotoxicity induced by synthetic cathinones: is there a role for neuroinflammation? Psychopharmacology (Berl) 236:1079–1095

Libiseller K, Pavlic M, Grubwieser P, Rabl W (2005) Ecstasy – deadly risk even outside rave parties. Forensic Sci Int 153:227–230

Licht CL, Christoffersen M, Okholm M, Damgaard L, Fink-Jensen A, Knudsen GM, Erritzoe D (2012) Simultaneous polysubstance use among Danish 3,4-methylenedioxymethamphetamine and hallucinogen users: combination patterns and proposed biological bases. Hum Psychopharmacol 27:352–363

Liechti ME, Vollenweider FX (2001) Which neuroreceptors mediate the subjective effects of MDMA in humans? A summary of mechanistic studies. Hum Psychopharmacol Clin Exp 16:589–598

Liester MB, Grob CS, Bravo GL, Walsh RN (1992) Phenomenology and sequelae of 3,4-methylenedioxymethamphetamine use. J Nerv Ment Dis 180:345–352

Little KY, Kirkman JA, Carroll FI, Clark TB, Duncan GE (1993) Cocaine use increases [^{3}H]WIN 35428 binding sites in human striatum. Brain Res 628:17–25

Little KY, Patel UN, Clark TB, Butts JD (1996) Alterations of brain dopamine and serotonin levels in cocaine users: a preliminary report. Am J Psychiatry 153:1216–1218

Little KY, McLaughlin DP, Zhang L, McFinton PR, Dalack GW, Cook EH Jr, Cassin BJ, Watson SJ (1998) Brain dopamine transporter messenger RNA and binding sites in cocaine users: a postmortem study. Arch Gen Psychiatry 55:793–799

Little KY, Krolewski DM, Zhang L, Cassin BJ (2003) Loss of striatal vesicular monoamine transporter protein (VMAT2) in human cocaine users. Am J Psychiatry 160:47–55

Livny A, Cohen K, Tik N, Tsarfaty G, Rosca P, Weinstein A (2018) The effects of synthetic cannabinoids (SCs) on brain structure and function. Eur Neuropsychopharmacol 28:1047–1057

Logan BK, Fligner CL, Haddix T (1998) Cause and manner of death in fatalities involving methamphetamine. J Forensic Sci 43:28–34

Logan BK, Mohr ALA, Friscia M, Krotulski AJ, Papsun DM, Kacinko SL, Ropero-Miller JD, Huestis MA (2017) Reports of adverse events associated with use of novel psychoactive substances, 2013–2016: a review. J Anal Toxicol 41:573–610

Long L, Song Y, Xu L, Xiao B (2015) Levamisole-induced leukoencephalopathy mimicking Baló disease. Neurology 84:328

López-Moreno JA, González-Cuevas G, Moreno G, Navarro M (2008) The pharmacology of the endocannabinoid system: functional and structural interactions with other neurotransmitter systems and their repercussions in behavioral addiction. Addict Biol 13:160–187

Lora-Tamayo C, Tena T, Rodríguez A (1997) Amphetamine derivative related deaths. Forensic Sci Int 85:149–157

Lorenzetti V, Hoch E, Hall W (2020) Adolescent cannabis use, cognition, brain health and educational outcomes: a review of the evidence. Eur Neuropsychopharmacol 36:169–180

Louh IK, Freeman WD (2014) A ‚spicy' encephalopathy: synthetic cannabinoids as cause of encephalopathy and seizure. Crit Care 18:553

Louria DB, Hensle T, Rose J (1967) The major medical complications of heroin addiction. Ann Intern Med 67:1–22

Lucantonio F, Stalnaker TA, Shaham Y, Niv Y, Schoenbaum G (2012) The impact of orbitofrontal dysfunction on cocaine addiction. Nat Neurosci 15:358–366

Luethi D, Liechti ME (2020) Designer drugs: mechanism of action and adverse effects. Arch Toxicol 4:1085–1133

Lukes SA (1983) Intracerebral hemorrhage from an arteriovenous malformation after amphetamine injection. Arch Neurol 40:60–61

Lundberg GD, Garriott JC, Reynolds PC, Cravey RH, Shaw RF (1977) Cocaine-related death. J Forensic Sci 22:402–408

Lyles J, Cadet JL (2003) Methylenedioxymethamphetamine (MDMA, ecstasy) neurotoxicity: cellular and molecular mechanisms. Brain Res Rev 42:155–168

Maccarrone M (2010) Endocannabinoid signaling in healthy and diseased brain. Exp Neurol 224:1–2

Madden JA, Konkol RJ, Keller PA, Alvarez TA (1995) Cocaine and benzoylecgonine constrict cerebral arteries by different mechanisms. Life Sci 56:679–686

Maher CE, Martin TJ, Childers SR (2005) Mechanisms of mu opioid receptor/G-protein desensitization in brain by chronic heroin administration. Life Sci 77:1140–1154

Mailleux P, Parmentier M, Vanderhaeghen J-J (1992) Distribution of cannabinoid receptor messenger RNA in the human brain: an in situ hybridization histochemistry with oligonucleotides. Neurosci Lett 143:200–204

Makrigeorgi-Butera M, Hagel C, Laas R, Püschel K, Stavrou D (1996) Comparative brain pathology of HIV-seronegative and HIV-infected drug addicts. Clin Neuropathol 15:324–329

Maldonado R, Valverde O, Berrendero F (2006) Involvement of the endocannabinoid system in drug addiction. Trends Neurosci 29:225–232

Maldonado R, Berrendero F, Ozaita A, Robledo P (2011) Neurochemical basis of cannabis addiction. Neuroscience 181:1–17

Malik MM, Woolsey RM (1991) Acute myelopathy following intravenous heroin: a case report. J Am Paraplegia Soc 14:182–183

Manchanda S, Connolly MJ (1993) Cerebral infarction in association with ecstasy abuse. Postgrad Med J 69:874–875

Manchester KR, Lomas EC, Waters L, Dempsey FC, Maskell PD (2018) The emergence of new psychoactive substance (NPS) benzodiazepines: a review. Drug Test Anal 10:37–53

Mangiardi JR, Daras M, Geller ME, Weitzner I, Tuchman AJ (1988) Cocaine-related intracranial hemorrhage. Report of nine cases and review. Acta Neurol Scand 77:177–180

Marconi A, Di Forti M, Lewis CM, Murray RM, Vassos E (2016) Meta-analysis of the association between the level of cannabis use and risk of psychosis. Schizophr Bull 42:1262–1269

Martin I, Palepu A, Wood E, Li K, Montaner J, Kerr T (2009) Violence among street-involved youth: the role of methamphetamine. Eur Addict Res 15:32–38

Martin K, Rogers T, Kavanaugh A (1995) Central nervous system angiopathy associated with cocaine abuse. J Rheumatol 22:780–782

Martin-Schild S, Albright KC, Hallevi H, Barreto AD, Philip M, Misra V, Grotta JC, Savitz SI (2010) Intracerebral hemorrhage in cocaine users. Stroke 41:680–684

Mash DC, Staley JK (1999) D3 dopamine and kappa opioid receptor alterations in human brain of cocaine-overdose victims. Ann N Y Acad Sci 877:507–522

Mash DC, Staley JK, Itzenwasser S, Basile M, Ruttenber AJ (2000) Serotonin transporters upregulate with chronic cocaine use. J Chem Neuroanat 20:271–280

Mash DC, Pablo J, Ouyang Q, Hearn WL, Itzenwasser S (2002) Dopamine transport function is elevated in cocaine users. J Neurochem 81:292–300

Matick H, Anderson D, Brumlik J (1983) Cerebral vasculitis associated with oral amphetamine overdose. Arch Neurol 40:253–254

Maurer HH, Brandt SD (Hrsg) (2018) New psychoactive substances. Pharmacology, clinical, forensic and analytical toxicology. Springer Nature Switzerland AG, Cham

Maxwell JC (2005) Party drugs: properties, prevalence, patterns, and problems. Subst Use Misuse 40:1203–1240

Mayer P, Höllt V (2006) Pharmacogenetics of opioid receptors and addiction. Pharmacogenet Genomics 16:1–7

Maykut MO (1985) Health consequences of acute and chronic marihuana use. Prog Neuropsychopharmacol Biol Psychiatry 9:209–238

McCann UD, Wong DF, Yokoi F, Villemagne VL, Dannals RF, Ricaurte G (1998) Reduced striatal dopamine transporter density in abstinent methamphetamine and methcathinone users: evidence from positron emission tomography studies with [11C]WIN-35,428. J Neurosci 18:8417–8422

McCann UD, Eligulashvili V, Ricaurte GA (2000) (±)3,4-Methylenedioxymethamphetamine („ecstasy")-induced serotonin neurotoxicity: clinical studies. Neuropsychobiology 42:11–16

McCann UD, Ricaurte GA, Molliver ME (2001) „Ecstasy" and serotonin neurotoxicity. New findings raise more questions. Arch Gen Psychiatry 58:907–908

McCreary AC, Muller CP, Filip M (2015) Psychostimulants: basic and clinical pharmacology. Int Rev Neurobiol 120:41–83

McCreary M, Emerman C, Hanna J, Simon J (2000) Acute myelopathy following intranasal insufflation of heroin: a case report. Neurology 55:316–317

McEvoy AW, Kitchen ND, Thomas DGT (2000) Intracerebral haemorrhage in young adults: the emerging importance of drug misuse. Br Med J 320:1322–1324

McGuire P (2000) Long term psychiatric and cognitive effects of MDMA use. Toxicol Lett 112–113:153–156

McKenna DJ, Peroutka SJ (1990) Neurochemistry and neurotoxicity of 3,4-methylenedioxymethamphetamine (MDMA, „ecstasy"). J Neurochem 54:14–22

McLeman ER, Warsh JJ, Ang L, Li PP, Kalasinsky KS, Ross BM, Tong J, Schmunk G, Adams V, Kish SJ (2000) The human nucleus accumbens is highly susceptible to g protein downregulation by methamphetamine and heroin. J Neurochem 74:2120–2126

Meador-Woodruff JH, Little KY, Damask SP, Mansour A, Watson SJ (1993) Effects of cocaine on dopamine receptor gene expression: a study in the postmortem human brain. Biol Psychiatry 34:348–355

Meana JJ, González-Maeso J, García-Sevilla JA, Guimón J (2000) μ-Opioid receptor and α2-adrenoreceptor agonist stimulation of [^{35}S]GTPgS binding to G-proteins in postmortem brains of opioid addicts. Mol Psychiatry 5:308–315

Melega WP, Jorgensen MJ, Lacan G, Way BM, Pham J, Morton G, Cho AK, Fairbanks LA (2008) Long-term methamphetamine administration in the Vervet monkey models aspects of a human exposure: brain neurotoxicity and behavioral profiles. Neuropsychopharmacology 33:1441–1452

Merkel PA, Koroshetz WJ, Irizarry MC, Cudkowicz ME (1995) Cocaine-associated cerebral vasculitis. Semin Arthritis Rheum 25:172–183

Merrall ELC, Kariminia A, Binswanger IA, Hobbs MS, Farrell M, Marsden J, Hutchinson SJ, Hutchinson SJ (2010) Meta-analysis of drug-related deaths soon after release from prison. Addict Res Theory 105:1545–1554

Metter D (1978) Pathologisch-anatomische Befunde bei Heroinvergiftung. Beitr Gerichtl Med 36:433–437

Metzger RR, Haughey HM, Wilkins DG, Gibb JW, Hanson GR, Fleckenstein AE (2000) Methamphetamine-induced rapid decrease in dopamine transporter function: role of dopamine and hyperthermia. J Pharmacol Exp Ther 295:1077–1085

Meyerhoff DJ (2017) Structural neuroimaging in polysubstance users. Curr Opin Behav Sci 13:13–18

Mijatović V, Samojlik I, Ajduković N, Đurendić-Brenesel M, Petković S (2014) Methadone-related deaths – epidemiological, pathohistological, and toxicological traits in 10-year retrospective study in Vojvodina, Serbia. J Forensic Sci 59:1280–1285

Miliano C, Serpelloni G, Rimondo C, Mereu M, Marti M, De Luca MA (2016) Neuropharmacology of new psychoactive substances (NPS): focus on the rewarding and reinforcing properties of cannabimimetics and amphetamine-like stimulants. Front Neurosci 10:153

Mills B, Yepes A, Nugent K (2015) Synthetic cannabinoids. Am J Med Sci 350:59–62

Milroy CM (2011) „Ecstasy" associated deaths: what is a fatal concentration? Analysis of a case series. Forensic Sci Med Pathol 7:248–252

Milroy CM, Forrest ARW (2000) Methadone deaths: a toxicological analysis. J Clin Pathol 53:277–281

Milroy CM, Parai JL (2011) The histopathology of drugs of abuse. Histopathology 59:579–593

Milroy CM, Clark JC, Forrest ARW (1996) Pathology of deaths associated with „ecstasy" and "eve" misuse. J Clin Pathol 49:149–153

Minett WJ, Moore TL, Juhascik MP, Nields HM, Hull MJ (2010) Concentrations of opiates and psychotropic agents in polydrug overdoses: a surprising correlation between morphine and antidepressants. J Forensic Sci 55:1319–1325

Miotto K, Kaufman D, Anton B, Keith DE Jr, Evans CJ (1996) Human opioid receptors: chromosomal mapping and mRNA localization. NIDA Res Monogr 161:72–82

Miotto K, Striebel J, Cho AK, Wang C (2013) Clinical and pharmacological aspects of bath salt use: a review of the literature and case reports. Drug Alcohol Depend 132:1–12

Mittleman RE, Wetli CV (1987) Cocaine and sudden „natural" death. J Forensic Sci 32:11–19

Mody CK, Miller BL, McIntyre HB, Cobb SK, Goldberg MA (1988) Neurologic complications of cocaine abuse. Neurology 38:1189–1193

Moeller S, Lücke C, Struffert T, Schwarze B, Gerner ST, Schwab S, Köhrmann M, Machold K, Philipsen A, Müller HH (2017) Ischemic stroke associated with the use of a synthetic cannabinoid (spice). Asian J Psychiatr 25:127–130

Mohamed WMY, Ben Hamida S, Cassel J-C, de Vasconcelos AP, Jones BC (2011) MDMA: interactions with other psychoactive drugs. Pharmacol Biochem Behav 99:759–774

Moon K, Albuquerque FC, Mitkov M, Ducruet AF, Wilson DA, Crowley RW, Nakaji P, McDougall CG (2014) Methamphetamine use is an independent predictor of poor outcome after aneurysmal subarachnoid hemorrhage. J Neurointerv Surg 7:346–350

Moore THM, Zammit S, Lingford-Hughes A, Barnes TRE, Jones PB, Burke M, Lewis G (2007) Cannabis use and risk of psychotic or affective mental health outcomes: a systematic review. Lancet 370:319–328

Moosmann B, Auwärter V (2018) Designer benzodiazepines: another class of new psychoactive substances. Handb Exp Pharmacol 252:383–410

Moratalla R, Khairnar A, Simola N, Granado N, García-Montes JR, Porceddu PF, Tizabi Y, Costa G, Morelli M (2017) Amphetamine-related drugs neurotoxicity in humans and in experimental animals: main mechanisms. Prog Neurobiol 155:149–170

Morefield KM, Keane M, Felgate P, White JM, Irvine RJ (2011) Pill content, dose and resulting plasma concentrations of 3,4-methylendioxymethamphetamine (MDMA) in recreational 'ecstasy' users. Addiction 106:1293–1300

Morentin B, Ballesteros J, Callado LF, Meana JJ (2014) Recent cocaine use is a significant risk factor for sudden cardiovascular death in 15–49 years old subjects. A forensic case-control study. Addiction 109:2071–2078

Morgan CJA, Curran HV (2012) Ketamine use: a review. Addiction 107:27–38

Moriya F, Hashimoto Y (2002) A case of fatal hemorrhage in the cerebral ventricles following intravenous use of methamphetamine. Forensic Sci Int 129:104–109

Morris H, Wallach J (2014) From PCP to MXE: a comprehensive review of the non-medical use of dissociative drugs. Drug Test Anal 6:614–632

Morrow PL, McQuillen JB (1993) Cerebral vasculitis associated with cocaine abuse. J Forensic Sci 38:732–738

Morrow PL, Stables S, Kesha K, Tse R, Kappatos D, Pandey R, Russell S, Linsell O, McCarthy MJ, Spark A, Vertes D, Triggs Y, McCarthy S, Cuthers N, Massey R (2020) An outbreak of deaths associated with AMB-FUBINACA in Auckland NZ. EClinicalMedicine 25:100460

Mueller F, Lenz C, Steiner M, Dolder PC, Walter M, Lang UE, Liechti ME, Borgwardt S (2016) Neuroimaging in moderate MDMA use: a systematic review. Neurosci Biobehav Rev 62:21–34

Muntan CD, Tuckler V (2006) Cerebrovascular accident following MDMA ingestion. J Med Toxicol 2:16–18

Murthy SB, Moradiya Y, Shah S, Naval NS (2014) In-hospital outcomes of aneurysmal subarachnoid hemorrhage associated with cocaine use in the USA. J Clin Neurosci 21:2088–2091

Nahas GG (2001) The pharmacokinetics of THC in fat and brain: resulting functional responses to marihuana smoking. Hum Psychopharmacol Clin Exp 16:247–255

Nanda A, Vannemreddy PSSV, Polin RS, Willis BK (2000) Intracranial aneurysms and cocaine abuse: analysis of prognostic indicators. Neurosurgery 46:1063–1069

Nanda A, Vannemreddy P, Willis B, Kelley R (2006) Stroke in the young: relationship of active cocaine use with stroke mechanism and outcome. Acta Neurochir 96(Suppl):91–96

Naserzadeh P, Taghizadeh G, Atabaki B, Seydi E, Pourahmad J (2019) A comparison of mitochondrial toxicity of mephedrone on three separate parts of brain including hippocampus, cortex and cerebellum. Neurotoxicology 73:40–49

Nelson L, Schwaner R (2009) Transdermal fentanyl: pharmacology and toxicology. J Med Toxicol 5:230–241

Nestler EJ (1993) Cellular responses to chronic treatment with drugs of abuse. Crit Rev Neurobiol 7:23–39

Nestler EJ (1997) Molecular mechanisms underlying opiate addiction: implications for medications development. Semin Neurosci 9:84–93

Nestler EJ (2001) Molecular basis of long-term plasticity underlying addiction. Nat Rev Neurosci 2:119–128

Nichols DE (1986) Differences between the mechanism of action of MDMA, MBDB, and the classic hallucinogens. Identification of a new therapeutic class: entactogens. J Psychoactive Drugs 18:305–313

Niehaus L, Meyer B-U (1998) Bilateral borderzone brain infarction in association with heroin abuse. J Neurol Sci 160:180–182

Nikolaou P, Katselou M, Papoutsis I, Spiliopoulou C, Athanaselis S (2017) U-47700. An old opioid becomes a recent danger. Forensic Toxicol 35:11–19

Nolan AL, Jen K-Y (2015) Pathologic manifestations of levamisole-adulterated cocaine exposure. Diagn Pathol 10:48

Nolte KB, Brass LM, Fletterick CF (1996) Intracranial hemorrhage associated with cocaine abuse: a prospective autopsy study. Neurology 46:1291–1296

Noyan CO, Kose S, Nurmedov S, Metin B, Darcin AE, Dilbaz N (2016) Volumetric brain abnormalities in polysubstance use disorder patients. Neuropsychiatr Dis Treat 12:1355–1363

Nurmedov S, Metin B, Ekmen S, Noyan O, Yilmaz O, Darcin A, Dilbaz N (2015) Thalamic and cerebellar gray matter volume reduction in synthetic cannabinoids users. Eur Addict Res 21:315–320

Nuytten D, Wyffels E, Michiels K, Ferrante M, Verbraeken H, Daelemans R, Baeck E, Cras P (1998) Drug-induced spongiform leucoencephalopathy, a case report with review of the literature. Acta Neurol Belg 98:32–35

Nyffeler T, Stabba A, Sturzenegger M (2003) Progressive myelopathy with selective involvement of the lateral and posterior columns after inhalation of heroin vapour. J Neurol 250:496–498

O'Brien P, Todd J (2009) Hypoxic brain injury following heroin overdose. Brain Imp 10:169–179

Obrocki J, Schmoldt A, Buchert R, Andresen B, Petersen K, Thomasius R (2002) Specific neurotoxicity of chronic use of ecstasy. Toxicol Lett 127:285–297

Oehmichen M, Meißner C, Reiter A, Birkholz M (1996) Neuropathology in non-human immunodeficiency virus-infected drug addicts: hypoxic brain damage after chronic intravenous drug abuse. Acta Neuropathol 91:642–646

Oldendorf WH, Hyman S, Braun L, Oldendorf SZ (1972) Blood-brain barrier: penetration of morphine, codeine, heroin, and methadone after carotid injection. Science 178:984–986

Openshaw H (1976) Neurological complications of endocarditis in persons taking drugs intravenously. West J Med 124:276–281

Orgado JM, Fernández-Ruiz J, Romero J (2009) The endocannabinoid system in neuropathological states. Int Rev Psychiatry 21:172–180

Orsolini L, Corkery JM, Chiappini S, Guirguis A, Vento A, De Berardis D, Papanti D, Schifano F (2020) 'New/designer benzodiazepines': an analysis of the literature and psychonauts' trip reports. Curr Neuropharmacol 18:809–837

Oyesiku NM, Colohan ART, Barrow DL, Reisner A (1993) Cocaine-induced aneurysmal rupture: an emergent negative factor in the natural history of intracranial aneurysms? Neurosurgery 32:518–526

Ozaita A, Escribá PV, Ventayol P, Murga C, Mayor F Jr, García-Sevilla JA (1998) Regulation of g protein-coupled receptor kinase 2 in brains of opiate-treated rats and human opiate addicts. J Neurochem 70:1249–1257

Pacher P, Steffens S, Haskó G, Schindler TH, Kunos G (2018) Cardiovascular effects of marijuana and synthetic cannabinoids: the good, the bad, and the ugly. Nat Rev Cardiol 15:151–166

Papaseit E, Olesti E, Pérez-Mañá C, Torrens M, Grifell M, Ventura M, Pozo OJ, de Sousa Fernandes Perna EB, Ramaekers JG, de la Torre R, Farré M (2020) Acute effects of 2C-E in humans: an observational study. Front Pharmacol 11:233

Parekh T, Pemmasani S, Desai R (2020) Marijuana use among young adults (18–44 years of age) and risk of stroke. A behavioral risk factor surveillance system survey analysis. Stroke 51:308–310

Parolaro D, Realini N, Vigano D, Guidali C, Rubino T (2010) The endocannabinoid system and psychiatric disorders. Exp Neurol 224:3–14

Parrott AC (2002) Recreational ecstasy/MDMA, the serotonin syndrome, and serotonergic neurotoxicity. Pharmacol Biochem Behav 71:837–844

Parrott AC (2004) Is ecstasy MDMA? A review of the proportion of ecstasy tablets containing MDMA, their dosage levels, and the changing perceptions of purity. Psychopharmacology (Berl) 173:234–241

Parrott AC (2012) MDMA and temperature: a review of the thermal effects of ‚Ecstasy‘ in humans. Drug Alcohol Depend 121:1–9

Parrott AC (2013) Human psychobiology of MDMA or ‚Ecstasy‘: an overview of 25 years of empirical research. Hum Psychopharmacol Clin Exp 28:289–307

Passarino G, Ciccone G, Siragusa R, Tappero P, Mollo F (2005) Histopathological findings in 851 autopsies of drug addicts, with toxicologic and virologic correlations. Am J Forensic Med Pathol 26:106–116

Patel RS, Kamil SH, Bachu R, Adikey A, Ravat V, Kaur M, Tankersley WE, Goyal H (2020) Marijuana use and acute myocardial infarction: a systematic review of published cases in the literature. Trends Cardiovasc Med 30:298–307

Pava MJ, Woodward JJ (2012) A review of the interactions between alcohol and the endocannabinoid system: implications for alcohol dependence and future directions for research. Alcohol 46:185–204

Pazos MR, Núñez E, Benito C, Tolón RM, Romero J (2005) Functional neuroanatomy of the endocannabinoid system. Pharmacol Biochem Behav 81:239–247

Peacock A, Bruno R, Gisev N, Degenhardt L, Hall W, Sedefov R, White J, Thomas KV, Farrell M, Griffiths P (2019) New psychoactive substances: challenges for drug surveillance, control, and public health responses. Lancet 394:1668–1684

Pearson J, Richter RW (1979) Addiction to opiates: neurologic aspects. In: Vinken PJ, Bruyn GW (Hrsg) Handbook of clinical neurology. Intoxications of the nervous system, part II. North-Holland Publishing Company, Amsterdam, S 365–400

Pearson J, Challenor YB, Baden M, Richter RW (1972a) The neuropathology of heroin addiction. J Neuropathol Exp Neurol 31:165–166

Pearson J, Richter RW, Baden MM, Challenor YB, Bruun B (1972b) Transverse myelopathy as an illustration of the neurologic and neuropathologic features of heroin addiction. Hum Pathol 3:107–113

Pearson J, Baden MB, Richter RW (1975) Neuronal depletion in the globus pallidus of heroin addicts. Drug Alcohol Depend 1:349–356

Pelissier-Alicot A-L, Sastre C, Baillif-Couniou V, Gaulier J-M, Kintz P, Kuhlmann E, Perich P, Bartoli C, Piercecchi-Marti M-D, Leonetti G (2010) Buprenorphine-related deaths: unusual forensic situations. Int J Legal Med 124:644–651

Perez JA Jr, Arsura EL, Strategos S (1999) Methamphetamine-related stroke: four cases. J Emerg Med 17:469–471

Pérez-Mañá C, Papaseit E, Fonseca F, Farré A, Torrens M, Farré M (2018) Drug interactions with new synthetic opioids. Front Pharmacol 9:1145

Peroutka SJ, Newman H, Harris H (1988) Subjective effects of 3,4-methylenedioxymethamphetamine in recreational users. Neuropsychopharmacology 1:273–277

Perret G, Déglon J-J, Kreek MJ, Ho A, La Harpe R (2000) Lethal methadone intoxications in Geneva, Switzerland, from 1994 to 1998. Addiction 95:1647–1653

Pertwee RG (1997) Pharmacology of cannabinoid CB_1 and CB_2 receptors. Pharmacol Ther 74:129–180

Pertwee RG, Ross RA (2002) Cannabinoid receptors and their ligands. Prostaglandins Leukot Essent Fat Acids 66:101–121

Peterson PL, Roszler M, Jacob I, Wilner HI (1991) Neurovascular complications of cocaine abuse. J Neuropsychiatry Clin Neurosci 3:143–149

Petitti DB, Sidney S, Quesenberry C, Bernstein A (1998) Stroke and cocaine or amphetamine use. Epidemiology 9:596–600

Petrushevska T, Jakovski Z, Poposka V, Stefanovska VV (2015) Drug-related deaths between 2002 and 2013 with accent to methadone and benzodiazepines. J Forensic Legal Med 31:12–18

Petty GW, Brust JCM, Tatemichi TK, Barr ML (1990) Embolic stroke after smoking „crack" cocaine. Stroke 21:1632–1635

Pieprzyca E, Skowronek R, Nižnanský Ľ, Czekaj P (2020) Synthetic cathinones – from natural plant stimulant to new drug of abuse. Eur J Pharmacol 875:173012

Pijlman F, Rigter S, Hoek J, Goldschmidt H, Niesink R (2005) Strong increase in total delta-THC in cannabis preparations sold in Dutch coffee shops. Addict Biol 10:171–180

Pilgrim JL, Gerostamoulos D, Drummer OH, Bollmann M (2009) Involvement of amphetamines in sudden and unexpected death. J Forensic Sci 54:478–485

Pilgrim JL, Gerostamoulos D, Drummer OH (2011) Deaths involving MDMA and the concomitant use of pharmaceutical drugs. J Anal Toxicol 35:219–226

Pilgrim JL, Woodford N, Woodford N (2013) Cocaine in sudden and unexpected death: a review of 49 post-mortem cases. Forensic Sci Int 227:52–59

Pinterova N, Horsley RR, Palenicek T (2017) Synthetic aminoindanes: a summary of existing knowledge. Front Psychiatry 8:236

Pirnay S, Borron SW, Giudicelli CP, Tourneau J, Baud FJ, Ricordel I (2004) A critical review of the causes of death among post-mortem toxicological investigations: analysis of 34 buprenorphine-associated and 35 methadone-associated deaths. Addiction 99:978–988

Polettini A, Groppi A, Montagna M (1999) The role of alcohol abuse in the etiology of heroin-related deaths. Evidence for pharmacokinetic interactions between heroin and alcohol. J Anal Toxicol 23:570–576

Pope HG Jr, Gruber AJ, Hudson JI, Huestis MA, Yurgelun-Todd D (2001) Neuropsychological performance in long-term cannabis users. Arch Gen Psychiatry 58:909–915

Potter DJ, Hammond K, Tuffnell S, Walker C, Di Forti M (2018) Potency of Δ9–tetrahydrocannabinol and other cannabinoids in cannabis in England in 2016: implications for public health and pharmacology. Drug Test Anal 10:628–635

Potts AJ, Cano C, Thomas SHL, Hill SL (2020) Synthetic cannabinoid receptor agonists: classification and nomenclature. Clin Toxicol 58:82–98

Poulie CBM, Jensen AA, Halberstadt A, Kristensen JL (2020) Dark classics in chemical neuroscience: NBOMes. ACS Chem Neurosci 11:3860–3869

Prakash A, Das G (1993) Cocaine and the nervous system. Int J Clin Pharmacol Ther Toxicol 31:575–581

Preedy V (Hrsg) (2017) The neuroscience of cocaine: mechanisms and treatment. Academic Press/Elsevier Inc, San Diego

Prekupec MP, Mansky PA, Baumann MH (2017) Misuse of novel synthetic opioids: a deadly new trend. J Addict Med 11:256–265

Preti A, Miotto P, De Coppi M (2002) Deaths by unintentional illicit drug overdose in Italy, 1984–2000. Drug Alcohol Depend 66:275–282

Prosser JM, Nelson LS (2012) The toxicology of bath salts: a review of synthetic cathinones. J Med Toxicol 8:33–42

Protass LM (1971) Delayed postanoxic encephalopathy after heroin use. Ann Intern Med 74:738–739

Püschel K, Teschke F, Castrup U (1993) Etiology of accidental/unexpected overdose in drug-induced deaths. Forensic Sci Int 62:129–134

Quaglio G, Talamini G, Lechi A, Venturini L, Lugoboni F, Mezzelani P (2001) Study of 2708 heroin-related deaths in north-eastern Italy 1985–98 to establish the main causes of death. Addiction 96:1127–1137

Quinn DI, Wodak A, Day RO (1997) Pharmacokinetic and pharmacodynamic principles of illicit drug use and treatment of illicit drug users. Clin Pharmacokinet 33:344–400

Qureshi AI, Akbar MS, Czander E, Safdar K, Janssen RS, Frankel MR (1997) Crack cocaine use and stroke in young patients. Neurology 48:341–345

Qureshi AI, Suri MFK, Guterman LR, Hopkins LN (2001) Cocaine use and the likelihood of non-fatal myocardial infarction and stroke. Data from the Third National Health and Nutrition Examination Survey. Circulation 103:502–506

Raikos N, Tsoukali H, Psaroulis D, Vassiliadis N, Tsoungas M, Njau SN (2002) Amphetamine derivative deaths in northern Greece. Forensic Sci Int 128:31–34

Rambaran KA, Fleming SW, An J, Burkhart S, Furmaga J, Kleinschmidt KC, Spiekerman AM, Alzghari SK (2017) U-47700: a clinical review of the literature. J Emerg Med 53:509–519

Rambaran KA, Amin ZM, Fleming SW, Chacko L, Alzghari SK (2018) AH-7921: a review of previously published reports. Proc (Bayl Univ Med Cent) 31:303–306

Reid MJ, Bornheim LM (2001) Cannabinoid-induced alterations in brain disposition of drugs of abuse. Biochem Pharmacol 61:1357–1367

Reneman L, de Win MML, van den Brink W, Booij J, den Heeten GJ (2006) Neuroimaging findings with MDMA/ecstasy: technical aspects, conceptual issues and future prospects. J Psychopharmacol 20:164–175

Rhee TG, Ross JS, Rosenheck RA, Grau LE, Fiellin DA, Becker WC (2019) Accidental drug overdose deaths in Connecticut, 2012–2018: the rise of polysubstance detection? Drug Alcohol Depend 205:107671

Ricaurte GA, McCann UD (1992) Neurotoxic amphetamine analogues: effects in monkeys and implications for humans. Ann N Y Acad Sci 648:371–382

Ricaurte GA, McCann UD, Szabo Z, Scheffel U (2000) Toxicodynamics and long-term toxicity of the recreational drug, 3,4-methylenedioxymethamphetamine (MDMA, „ecstasy"). Toxicol Lett 112:143–146

Ricaurte GA, Yuan J, Hatzidimitriou G, Cord BJ, McCann UD (2002) Severe dopaminergic neurotoxicity in primates after a common recreational dose regimen of MDMA („ecstasy"). Science 297:2260–2263

Ricaurte GA, Yuan J, Hatzidimitriou G, Cord BJ, McCann UD (2003) Retraction: severe dopaminergic neurotoxicity in primates after a common recreational dose regimen of MDMA („ecstasy"). Science 301:1479

Richter RW, Rosenberg RN (1968) Transverse myelitis associated with heroin addiction. JAMA 206:1255–1257

Richter RW, Pearson J, Bruun B (1973) Neurological complications of addiction to heroin. Bull NY Acad Med 49:3–21

Riley AL, Nelson KH, To P, López-Arnau R, Xu P, Wang D, Wang Y, Shen HW, Kuhn DM, Angoa-Perez M, Anneken JH, Muskiewicz D, Hall FS (2020) Abuse potential and toxicity of the synthetic cathinones (i.e., „Bath salts"). Neurosci Biobehav Rev 110:150–173

Rinaldi R, Negro F, Minutillo A (2020) The health threat of new synthetic opioids as adulterants of classic drugs of abuse. Clin Ter 171:e107–e109

Rinder HM, Ault KA, Jatlow PI, Kosten TR, Smith BR (1994) Platelet α-granule release in cocaine users. Circulation 90:1162–1167

Riße M, Weiler G (1984) Heroinsucht als seltene Ursache einer symmetrischen Pallidumnekrose. Z Rechtsmed 93:227–235

Riva N, Morana P, Cerri F, Gerevini S, Amadio S, Formaglio F, Comi G, Comola M, Del Carro U (2007) Acute myelopathy selectively involving lumbar anterior horns following intranasal insufflation of ecstasy and heroin. J Neurol Neurosurg Psychiatry 78:908–909

Rizzuto N, Morbin M, Ferrari S, Cavallaro T, Sparaco M, Boso G, Gaetti L (1997) Delayed spongiform leukoencephalopathy after heroin abuse. Acta Neuropathol 94:87–90

Roberts RE, Curran HV, Friston KJ, Morgan CJA (2014) Abnormalities in white matter microstructure associated with chronic ketamine use. Neuropsychopharmacology 39:329–338

Robinson TE, Becker JB (1986) Enduring changes in brain and behavior produced by chronic amphetamine administration: a review and evaluation of animal models of amphetamine psychosis. Brain Res Rev 11:157–198

Rochester JA, Kirchner JT (1999) Ecstasy (3,4-methylenedioxymethamphetamine): history, neurochemistry, and toxicology. J Am Board Fam Pract 12:137–142

Rodriguez de Fonseca F, Del Arco I, Bermudez-Silva FJ, Bilbao A, Cippitelli A, Navarro M (2005) The endocannabinoid system: physiology and pharmacology. Alcohol Alcohol 40:2–14

Rojek S, Bolechała F, Kula K, Maciów-Głąb M, Kłys M (2016) Medicolegal aspects of PMA-related deaths. Legal Med 21:64–72

Romanek K, Stenzel J, Schmoll S, Schrettl V, Geith S, Eyer F, Rabe C (2017) Synthetic cathinones in Southern Germany – characteristics of users, substance-patterns, co-ingestions, and complications. Clin Toxicol 55:573–578

Rome ES (2001) It's a rave new world: rave culture and illicit drug use in the young. Cleve Clin J Med 68:541–550

Rook EJ, Huitema AD, van den Brink W, van Ree JM, Beijnen JH (2006) Pharmacokinetics and pharmacokinetic variability of heroin and its metabolites: review of the literature. Curr Clin Pharmacol 1:109–118

Rose DZ, Guerrero WR, Mokin MV, Gooch CL, Bozeman AC, Pearson JM, Burgin WS (2015) Hemorrhagic stroke following use of the synthetic marijuana „spice". Neurology 85:1177–1179

Ross BM, Moszczynska A, Kalasinsky K, Kish SJ (1996) Phospholipase A2 activity is selectively decreased in the striatum of chronic cocaine users. J Neurochem 67:2620–2623

Ross BM, Moszczynska A, Peretti F, Adams V, Schmunk GA, Kalasinsky KS, Ang L, Mamalis N, Turenne SD, Kish SJ (2002) Decreased activity of brain phospholipid metabolic enzymes in human users of cocaine and methamphetamine. Drug Alcohol Depend 67:73–79

Rothman RB, Baumann MH (2003) Monoamine transporters and psychostimulant drugs. Eur J Pharmacol 479:23–40

Rothrock JF, Rubenstein R, Lyden PD (1988) Ischemic stroke associated with methamphetamine inhalation. Neurology 38:589–592

Roy S, Wang J, Kelschenbach J, Koodie L, Martin J (2006) Modulation of immune function by morphine: implications for susceptibility to infection. J Neuroimmune Pharmacol 1:77–89

Ruan X, Chiravuri S, Kaye AD (2016) Comparing fatal cases involving U-47700. Forensic Sci Med Pathol 12:369–371

Rumbaugh CL, Bergeron T, Fang HCH, McCormick R (1971) Cerebral angiographic changes in the drug abuse patient. Radiology 101:335–344

Ryan A, Molloy FM, Farrell MA, Hutchinson M (2005) Fatal toxic leukoencephalopathy: clinical, radiological, and necropsy findings in two patients. J Neurol Neurosurg Psychiatry 76:1014–1016

Saad MH, Savonen CL, Rumschlag M, Todi SV, Schmidt CJ, Bannon MJ (2018) Opioid deaths: trends, biomarkers, and potential drug interactions revealed by decision tree analyses. Front Neurosci 12:728

Sacks J, Ray MJ, Williams S, Opatowsky MJ (2012) Fatal toxic leukoencephalopathy secondary to overdose of a new psychoactive designer drug 2C-E („Europa"). Proc (Bayl Univ Med Cent) 25:374–376

Sadat-Shirazi MS, Zarrindast MR, Daneshparvar H, Ziai A, Fekri M, Abbasnezhad E, Ashabi G, Khalifeh S, Vousooghi N (2018) Alteration of dopamine receptors subtypes in the brain of opioid abusers: a postmortem study in Iran. Neurosci Lett 687:169–176

Sadat-Shirazi M-S, Zarrindast M-R, Ashabi G (2020) Oxidative stress enzymes are changed in opioid abusers and multidrug abusers. J Clin Neurosci 72:365–369

Sahni V, Garg D, Garg S, Agarwal SK, Singh NP (2008) Unusual complications of heroin abuse: transverse myelitis, rhabdomyolysis, compartment syndrome, and ARF. Clin Toxicol 46:153–155

Sainsbury PD, Kicman AT, Archer RP, King LA, Braithwaite RA (2011) Aminoindanes-the next wave of 'legal highs'? Drug Test Anal 3:479–482

Salle S, Bodeau S, Dhersin A, Ferdonnet M, Goncalves R, Lenski M, Lenski M, Martin M, Outreville J, Vaucel J, Fabresse N (2019) Novel synthetic opioids: a review of the literature. Toxicol Anal Clin 31:298–316

Sastre M, Ventayol P, García-Sevilla JA (1996) Decreased density of I_2-imidazoline receptors in the postmortem brains of heroin addicts. Neuroreport 7:509–512

Scallet AC (1991) Neurotoxicology of cannabis and THC: a review of chronic exposure studies in animals. Pharmacol Biochem Behav 40:671–676

Scallet AC, Lipe GW, Ali SF, Holson RR, Frith CH, Slikker W Jr (1988) Neuropathological evaluation by combined immunohistochemistry and degeneration–specific methods: application to methylenedioxymethamphetamine. Neurotoxicology 9:529–538

Schifano F (2004) A bitter pill. Overview of ecstasy (MDMA, MDA) related fatalities. Psychopharmacology (Berl) 173:242–248

Schifano F, Di Furia L, Forza G, Minicuci N, Bricolo R (1998) MDMA („ecstasy") consumption in the context of polydrug abuse: a report on 150 patients. Drug Alcohol Depend 1:85–90

Schlaeppi M, Prica A, de Torrenté A (1999) Hémorragie cérébrale et „ecstasy". Praxis 88:568–572

Schmidt CJ (1987) Neurotoxicity of the psychedelic amphetamine, methylenedioxymethamphetamine. J Pharmacol Exp Ther 240:1–7

Schmidt P, Schmolke C, Mußhoff F, Menzen M, Prohaska C, Madea B (2000) Numerical density of δ-opioid receptor expressing neurons in the frontal cortex of drug-related fatalities. Forensic Sci Int 113:423–433

Schmidt P, Schmolke C, Mußhoff F, Prohaska C, Menzen M, Madea B (2001) Numerical density of μ opioidreceptor expressing neurons in the frontal cortex of drug related fatalities. Forensic Sci Int 115:219–229

Schmidt P, Schmolke C, Musshoff F, Menzen M, Prohaska C, Madea B (2003) Area-specific increased density of μ-opioid receptor immunoreactive neurons in the cerebral cortex of drug-related fatalities. Forensic Sci Int 133:204–211

Schreiber MD, Madden JA, Covert RF, Torgerson LJ (1994) Effects of cocaine, benzoylecgonine, and cocaine metabolites on cannulated pressurized fetal sheep cerebral arteries. J Appl Physiol 77:834–839

Schueler HE (2017) Emerging synthetic fentanyl analogs. Acad Forensic Pathol 7:36–40

Schutte CM, Sasikumar S, Nchoe K, Kakaza M, Ueckermann V, Van der Meyden CH (2017) Heroin-induced toxic leukoencephalopathy – „chasing the dragon" in South Africa. Drugs Alcohol Today 17:195–199

Schwartz RH (2002) Marijuana: a decade and a half later, still a crude drug with underappreciated toxicology. Pediatrics 109:284–289

Seely KA, Lapoint J, Moran JH, Fattore L (2012) Spice drugs are more than harmless herbal blends: a review of the pharmacology and toxicology of synthetic cannabinoids. Prog Neuro-Psychopharmacol Biol Psychiatry 39:234–243

Segal DM, Moraes CT, Mash DC (1997) Up-regulation of D3 dopamine receptor mRNA in the nucleus accumbens of human cocaine fatalities. Mol Brain Res 45:335–339

Seiden LS, Sabol KE (1996) Methamphetamine and methylenedioxymethamphetamine neurotoxicity: possible mechanisms of cell destruction. NIDA Res Monogr 163:251–276

Sekine Y, Iyo M, Ouchi Y, Matsunaga T, Tsukada H, Okada H, Yoshikawa E, Futatsubashi M, Takei N, Mori N (2001) Methamphetamine-related psychiatric symptoms and reduced brain dopamine transporters studied with PET. Am J Psychiatry 158:1206–1214

Sekine Y, Ouchi Y, Sugihara G, Takei N, Yoshikawa E, Nakamura K, Iwata Y, Tsuchiya KJ, Suda S, Suzuki K, Kawai M, Takebayashi K, Yamamoto S, Matsuzaki H, Ueki T, Mori N, Gold MS, Cadet JL (2008) Methamphetamine causes microglial activation in the brains of human abusers. J Neurosci 28:5756–5761

Seldén T, Ahlner J, Druid H, Kronstrand R (2012) Toxicological and pathological findings in a series of buprenorphine related deaths. Possible risk factors for fatal outcome. Forensic Sci Int 220:284–290

Seleman M, Chapy H, Cisternino S, Courtin C, Smirnova M, Schlatter J, Chiadmi F, Scherrmann JM, Noble F, Marie-Claire C (2014) Impact of P-glycoprotein at the blood-brain barrier on the uptake of heroin and its main metabolites: behavioral effects and consequences on the transcriptional responses and reinforcing properties. Psychopharmacology (Berl) 231:3139–3149

Sell LA, Morris J, Bearn J, Frackowiak RSJ, Friston KJ, Dolan RJ (1999) Activation of reward circuitry in human opiate addicts. Eur J Neurosci 11:1042–1048

Selmi F, Davies KG, Sharma RR, Neal JW (1995) Intracerebral haemorrhage due to amphetamine abuse: report of two cases with underlying arteriovenous malformations. Br J Neurosurg 9:93–96

Sen S, Silliman SL, Braitman LE (1999) Vascular risk factors in cocaine users with stroke. J Stroke Cerebrovasc Dis 8:254–258

Seymour A, Black M, Jay J, Cooper G, Weir C, Oliver J (2003) The role of methadone in drug-related deaths in the west of Scotland. Addiction 98:995–1002

Shaerzadeh F, Streit WJ, Heysieattalab S, Khoshbouei H (2018) Methamphetamine neurotoxicity, microglia, and neuroinflammation. J Neuroinflammation 15:341

Shalev U, Grimm JW, Shaham Y (2002) Neurobiology of relapse to heroin and cocaine seeking: a review. Pharmacol Rev 54:1–42

Sharikova AV, Quaye E, Park JY, Maloney MC, Desta H, Thiyagarajan R, Seldeen KL, Parikh NU, Sandhu P, Khmaladze A, Troen BR, Schwartz SA, Mahajan SD (2018) Methamphetamine in-

duces apoptosis of microglia via the intrinsic mitochondrial-dependent pathway. J Neuroimmune Pharmacol 13:396–411

Shaw K-P (1999) Human methamphetamine-related fatalities in Taiwan during 1991–1996. J Forensic Sci 44:27–31

Shevyrin V, Melkozerov V, Endres GW, Shafran Y, Morzherin Y (2016) On a new cannabinoid classification system: a sight on the illegal market of novel psychoactive substances. Cannabis Cannabinoid Res 1:186–194

Shibata S, Mori K, Sekine I, Suyama H (1991) Subarachnoid and intracerebral hemorrhage associated with necrotizing angiitis due to methamphetamine abuse. An autopsy case. Neurol Med Chir (Tokyo) 31:49–52

Shichinohe S, Ozawa H, Saito T, Hashimoto E, Lang C, Riederer P, Takahata N (1998) Differential alteration of adenyl cyclase subtypes I, II, and V/VI in postmortem human brains of heroin addicts. Alcohol Clin Exp Res 22(Suppl):84S–87S

Shichinohe S, Ozawa H, Hashimoto E, Tatschner T, Riederer P, Saito T (2001) Changes in the cAMP-related signal transduction mechanism in postmortem human brains of heroin addicts. J Neural Transm 108:335–347

Shprecher D, Mehta L (2010) The syndrome of delayed post-hypoxic leukoencephalopathy. NeuroRehabilitation 26:65–72

Sidhpura N, Parsons LH (2011) Endocannabinoid-mediated synaptic plasticity and addiction-related behavior. Neuropharmacology 61:1070–1087

Simantov R, Tauber M (1997) The abused drug MDMA (ecstasy) induces programmed cell death of human serotonergic cells. FASEB J 1997:141–146

Simão AY, Gonçalves J, Duarte AP, Barroso M, Cristóvão AC, Gallardo E (2019) Toxicological aspects and determination of the main components of Ayahuasca: a critical review. Medicines 6:106

Simmons SJ, Leyrer-Jackson JM, Oliver CF, Hicks C, Muschamp JW, Rawls SM, Olive MF (2018) DARK classics in chemical neuroscience: cathinone-derived psychostimulants. ACS Chem Neurosci 9:2379–2394

Simonsen KW, Normann PT, Ceder G, Vuori E, Thordardottir S, Thelander G, Hansen AC, Teige B, Rollmann D (2011) Fatal poisoning in drug addicts in the Nordic countries in 2007. Forensic Sci Int 207:170–176

Singh NN, Pan Y, Muengtaweeponsa S, Geller TJ, Cruz-Flores S (2012) Cannabis-related stroke: case series and review of literature. J Stroke Cerebrovasc Dis 21:555–560

Siniscalchi A, Bonci A, Mercuri NB, De Siena A, De Sarro G, Malferrari G, Diana M, Gallelli L (2015) Cocaine dependence and stroke: pathogenesis and management. Curr Neurovasc Res 12:163–172

Sloan MA, Kittner SJ, Rigamonti D, Price TR (1991) Occurrence of stroke associated with use/abuse of drugs. Neurology 41:1358–1364

Smith KM, Larive LL, Romanelli F (2002) Club drugs: methylenedioxymethamphetamine, flunitrazepam, ketamine hydrochloride, and γ-hydroxybutyrate. Am J Health Syst Pharm 59:1067–1076

Smith NT (2002) A review of the published literature into cannabis withdrawal symptoms in human users. Addiction 97:621–632

Soar K, Turner JJD, Parrott AC (2001) Psychiatric disorders in ecstasy (MDMA) users: a literature review focusing on personal predisposition and drug history. Hum Psychopharmacol Clin Exp 16:641–645

Solimini R, Pichini S, Pacifici R, Busardò FP, Giorgetti R (2018) Pharmacotoxicology of non-fentanyl derived new synthetic opioids. Front Pharmacol 9:654

Solinas M, Goldberg SR, Piomelli D (2008) The endocannabinoid system in brain reward processes. Br J Pharmacol 154:369–383

Solomon N, Hayes J (2017) Levamisole: a high performance cutting agent. Acad Forensic Pathol 7:469–476

Soravisut N, Rattanasalee P, Junkuy A, Thampitak S, Sribanditmongkol P (2011) Comparative analysis of pathological and toxicological features of opiate overdose and non-overdose fatalities. J Med Assoc Thail 94:1540–1546

Sordo L, Indave BI, Degenhardt L, Barrio G, Kaye S, Ruíz-Pérez I, Bravo MJ (2013) A systematic review of evidence on the association between cocaine use and seizures. Drug Alcohol Depend 133:795–804

Sordo L, Indave B, Barrio G, Degenhardt L, De La Fuente L, Bravo M (2014) Cocaine use and risk of stroke: a systematic review. Drug Alcohol Depend 142:1–13

Spiehler VR, Reed D (1985) Brain concentrations of cocaine and benzoylecgonine in fatal cases. J Forensic Sci 30:1003–1011

Sporer KA (1999) Acute heroin overdose. Ann Intern Med 130:584–590

Sprague JE, Everman SL, Nichols DE (1998) An integrated hypothesis for the serotonergic axonal loss induced by 3,4-methylenedioxymethamphetamine. Neurotoxicology 19:427–442

Squier MV, Jalloh S, Hilton-Jones D, Series H (1995) Death after ecstasy ingestion: neuropathological findings. J Neurol Neurosurg Psychiatry 58:756

Staley JK, Hearn WL, Ruttenber AJ, Wetli CV, Mash DC (1994) High affinity cocaine recognition sites on dopamine transporter are elevated in fatal cocaine overdose victims. J Pharmacol Exp Ther 271:1678–1685

Staley JK, Rothman RB, Rice KC, Partilla J, Mash DC (1997) κ2 opioid receptors in limbic areas of the human brain are upregulated by cocaine in fatal overdose victims. J Neurosci 17:8225–8233

Stewart J (2000) Pathways to relapse: the neurobiology of drug- and stress-induced relapse to drug-taking. J Psychiatry Neurosci 25:125–136

Strang J, Johns A, Caan W (1993) Cocaine in the UK – 1991. Br J Psychiatry 162:1–13

Strehmel N, Dümpelmann D, Vejmelka E, Strehmel V, Roscher S, Scholtis S, Tsokos M (2018) Another fatal case related to the recreational abuse of U-47700. Forensic Sci Med Pathol 14:531–535

Strickland TL, Mena I, Villanueva-Meyer J, Miller BL, Cummings J, Mehringer CM, Satz P, Myers H (1993) Cerebral perfusion and neuropsychological consequences of chronic cocaine use. J Neuropsychiatry Clin Neurosci 5:419–427

Sud P, Gordon M, Tortora L, Stripp M, Borg D, Berman A (2018) Retrospective chart review of synthetic cannabinoid intoxication with toxicologic analysis. West J Emerg Med 19:567–572

Sulzer D, Sonders MS, Poulsen NW, Galli A (2005) Mechanisms of neurotransmitter release by amphetamines: a review. Prog Neurobiol 75:406–433

Suzuki J, El-Haddad S (2017) A review: fentanyl and non-pharmaceutical fentanyls. Drug Alcohol Depend 171:107–116

Sveinsson O, Herrman L, Hietala MA (2017) Heroin-induced acute myelopathy with extreme high levels of CSF glial fibrillar acidic protein indicating a toxic effect on astrocytes. BMJ Case Rep 2017:bcr-2017-219903

Swor DE, Maas MB, Walia SS, Bissig DP, Liotta EM, Naidech AM, Ng KL (2019) Clinical characteristics and outcomes of methamphetamine-associated intracerebral hemorrhage. Neurology 93:e1–e7

Tai S, Fantegrossi WE (2014) Synthetic cannabinoids: pharmacology, behavioral effects, and abuse potential. Curr Addict Rep 1:129–136

Takematsu M, Hoffman RS, Nelson LS, Schechter JM, Moran JH, Wiener SW (2015) A case of acute cerebral ischemia following inhalation of a synthetic cannabinoid. Clin Toxicol 52:973–975

Tanda G, Pontieri FE, Di Chiara G (1997) Cannabinoid and heroin activation of mesolimbic dopamine transmission by a common μ_1 opioid receptor mechanism. Science 276:2048–2050

Tardiff K, Gross E, Wu J, Stajic M, Millman R (1989) Analysis of cocaine-positive fatalities. J Forensic Sci 34:53–63

Thanvi BR, Treadwell SD (2009) Cannabis and stroke: is there a link? Postgrad Med J 85:80–83

Thomas DM, Dowgiert J, Geddes TJ, Francescutti-Verbeem DM, Liu X, Kuhn DM (2004) Microglial activation is a pharmacologically specific marker for the neurotoxic amphetamines. Neurosci Lett 367:349–354

Thomas G, Kloner RA, Rezkalla S (2014) Adverse cardiovascular, cerebrovascular, and peripheral vascular effects of marijuana inhalation: what cardiologists need to know. Am J Cardiol 113:187–190

Thrash B, Thiruchelvan K, Ahuja M, Suppiramaniam V, Dhanasekaran M (2009) Methamphetamine-induced neurotoxicity: the road to Parkinson's disease. Pharmacol Rep 61:966–977

Tong J, Ross BM, Schmunk GA, Peretti FJ, Kalasinsky KS, Furukawa Y, Ang L-C, Aiken SS, Wickham DJ, Kish SJ (2003) Decreased striatal dopamine D_1 receptor-stimulated adenylyl cyclase activity in human methamphetamine users. Am J Psychiatry 160:896–903

Tong J, Fitzmaurice PS, Moszczynska A, Rathitharan G, Ang L-C, Meyer JH, Mizrahi R, Boileau I, Furukawa Y, McCluskey T, Sailasuta N, Kish SJ (2018) Normal glutathione levels in autopsied brain of chronic users of heroin and of cocaine. Drug Alcohol Depend 190:20–28

Tong J, Meyer JH, Boileau I, Ang LC, Fletcher PJ, Furukawa Y, Kish SJ (2020) Serotonin transporter protein in autopsied brain of chronic users of cocaine. Psychopharmacology (Berl) 237:2661–2671

Toossi S, Hess CP, Hills NK, Josephson SA (2010) Neurovascular complications of cocaine use at a tertiary stroke center. J Stroke Cerebrovasc Dis 19:273–278

Tracy DK, Wood DM, Baumeister D (2017) Novel psychoactive substances: types, mechanisms of action, and effects. Br Med J 356:i6848

Treadwell SD, Robinson TG (2007) Cocaine use and stroke. Postgrad Med J 83:389–394

Trecki J, Gerona RR, Swartz MD (2016) Synthetic cannabinoid-related illnesses and deaths. N Engl J Med 373:103–107

Trelles L, Jeri R (1995) Central nervous system stimulants: cocaine, amphetamine, nicotine. In: de Wolff FA (Hrsg) Handbook of clinical neurology, Intoxications of the nervous system, part II, Bd 65. Elsevier, Amsterdam, S 251–272

Trujillo KA, Smith ML, Guaderrama MM (2011) Powerful behavioral interactions between methamphetamine and morphine. Pharmacol Biochem Behav 99:451–458

Trulson ME, Cannon MS, Faegg TS, Raese JD (1985) Effects of chronic methamphetamine on the nigral-striatal dopamine system in rat brain: tyrosine hydroxylase immunochemistry and quantitative light microscopic studies. Brain Res Bull 15:569–577

Turillazzi E, Riezzo I, Neri M, Bello S, Fineschi V (2010) MDMA toxicity and pathological consequences: a review about experimental data and autopsy findings. Curr Pharm Biotechnol 11:500–509

Turner JJD, Parrott AC (2000) „Is MDMA a human neurotoxin?" Diverse views from the discussions. Neuropsychobiology 42:42–48

Tyler MW, Yourish HB, Ionescu DF, Haggarty SJ (2017) Classics in chemical neuroscience: ketamine. ACS Chem Neurosci 8:1122–1134

Van Bockstaele EJ, Reyes BAS, Valentino RJ (2010) The locus coeruleus: a key nucleus where stress and opioids intersect to mediate vulnerability to opiate abuse. Brain Res 1314:162–174

Vannemreddy P, Caldito G, Willis B, Nanda A (2008) Influence of cocaine on ruptured intracranial aneurysms: a case control study of poor prognostic indicators. J Neurosurg 108:470–476

Varì MR, Pichini S, Giorgetti R, Busardò FP (2019) New psychoactive substances – synthetic stimulants. WIREs Forensic Sci 1:e1197

Verbaten MN (2003) Specific memory deficits in ecstasy users? The results of a meta-analysis. Hum Psychopharmacol Clin Exp 18:281–290

Vila N, Chamorro A (1997) Ballistic movements due to ischemic infarcts after intravenous heroin overdose: report of two cases. Clin Neurol Neurosurg 99:259–262

Villemagne VL, Yuan J, Wong DF, Dannals RF, Hatzidimitriou G, Mathews WB, Ravert HT, Musachio J, McCann UD, Ricaurte GA (1998) Brain dopamine neurotoxicity in baboons treated with doses of methamphetamine comparable to those recreationally abused by humans: evidence from [^{11}C]WIN-35,428 positron emission tomography studies and direct in vitro determinations. J Neurosci 18:419–427

Volkow ND, Fowler JS, Logan J, Gatley SJ, Dewey SL, MacGregor RR, Schlyer DJ, Pappas N, Wang G-J, Wolf AP (1995) Carbon-11-cocaine binding compared at subpharmacological and pharmacological doses: a PET study. J Nucl Med 36:1289–1297

Volkow ND, Chang L, Wang G-J, Fowler JS, Ding Y-S, Sedler M, Logan J, Franceschi D, Gatter J, Hitzemann R, Gifford A, Wong C, Pappas N (2001a) Low level of brain dopamine D_2 receptors in methamphetamine abusers: association with metabolism in the orbitofrontal cortex. Am J Psychiatry 158:2015–2021

Volkow ND, Chang L, Wang G-J, Fowler JS, Leonido-Yee M, Franceschi D, Sedler MJ, Gatley SJ, Hitzemann R, Ding Y-S (2001b) Association of dopamine transporter reduction with psychomotor impairment in methamphetamine abusers. Am J Psychiatry 158:377–382

Vollenweider FX, Gamma A, Liechti M, Huber T (1998) Psychological and cardiovascular effects and short-term sequelae of MDMA („ecstasy") in MDMA-naive healthy volunteers. Neuropsychopharmacology 19:241–251

Vonmoos M, Hirsiger S, Preller KH, Hulka LM, Allemann D, Herdener M, Baumgartner MR, Quednow BB (2018) Cognitive and neuroanatomical impairments associated with chronic exposure to levamisole-contaminated cocaine. Transl Psychiatry 8:235

Vosoughi R, Schmidt BJ (2015) Multifocal leukoencephalopathy in cocaine users: a report of two cases and review of the literature. BMC Neurol 15:208

Wagner GC, Ricaurte GA, Seiden LS, Schuster CR, Miller RJ, Westley J (1980) Long-lasting depletions of striatal dopamine and loss of dopamine uptake sites following repeated administration of methamphetamine. Brain Res 181:151–160

Waldhoer M, Bartlett SE, Whistler JL (2004) Opioid receptors. Annu Rev Biochem 73:953–990

Wallach J, Brandt SD (2018) Phencyclidine-based new psychoactive substances. Handb Exp Pharmacol 252:261–303

Walubo A, Seger D (1999) Fatal multi-organ failure after suicidal overdose with MDMA, „ecstasy": case report and review of the literature. Hum Exp Toxicol 18:119–125

Wang C, Zheng D, Xu J, Lam W, Yew DT (2013) Brain damages in ketamine addicts as revealed by magnetic resonance imaging. Front Neuroanat 7:23

Wang X, Zhang T, Ho W-Z (2011) Opioids and HIV/HCV infection. J Neuroimmune Pharmacol 6:477–489

Warner-Smith M, Darke S, Lynskey M, Hall W (2001) Heroin overdose: causes and consequences. Addiction 96:1113–1125

Weber M, Scherf N, Kahl T, Braumann U-D, Scheibe P, Kuska J-P, Bayer R, Büttner A, Franke H (2013) Quantitative analysis of astrogliosis in drug dependent humans. Brain Res 1500:72–87

Weiss F, Koob GF (2000) Drug addiction: functional neurotoxicity of the brain reward systems. Neurotox Res 3:145–156

White JM, Irvine RJ (1999) Mechanisms of fatal opioid overdose. Addiction 94:961–972

White SM, Lambe CJT (2003) The pathophysiology of cocaine abuse. J Clin Forensic Med 10:27–39

White SR, Obradovic T, Imel KM, Wheaton MJ (1996) The effects of methylenedioxymethamphetamine (MDMA, „ecstasy") on monoaminergic neurotransmission in the central nervous system. Prog Neurobiol 49:455–479

Wiese Simonsen K, Edvardsen HME, Thelander G, Ojanperä I, Thordardottir S, Andersen LV, Kriikku P, Vindenes V, Christoffersen D, Delaveris GJM, Frost J (2015) Fatal poisoning in drug addicts in the Nordic countries in 2012. Forensic Sci Int 248:172–180

Wilson JM, Levey AI, Bergeron C, Kalasinsky K, Ang L, Peretti F, Adams VI, Smialek J, Anderson WR, Shannak K, Deck J, Niznik HB, Kish SJ (1996a) Striatal dopamine, dopamine transporter, and vesicular monoamine transporter in chronic cocaine users. Ann Neurol 40:428–439

Wilson JM, Kalasinsky KS, Kalasinsky KS, Levey AI, Bergeron C, Reiber G, Anthony RM, Schmunk GA, Shannak K, Haycock JW, Kish SJ (1996b) Striatal dopamine nerve terminal markers in human, chronic methamphetamine users. Nat Med 2:699–703

Wilson RI, Nicoll RA (2002) Endocannabinoid signaling in the brain. Science 296:678–682

Winstock A, Mitcheson L, Ramsey J, Davies S, Puchnarewicz M, Marsden J (2011) Mephedrone: use, subjective effects and health risks. Addiction 106:1991–1996

Winstock AR, Wolff K, Ramsey J (2002) 4-MTA: a new synthetic drug on the dance scene. Drug Alcohol Depend 67:111–115

Wojak JC, Flamm ES (1987) Intracranial hemorrhage and cocaine use. Stroke 18:712–715

Wolfe CE, Wood DM, Dines A, Whatley BP, Yates C, Heyerdahl F, Hovda KE, Giraudon I, Dargan PI (2019) Seizures as a complication of recreational drug use: analysis of the Euro-DEN Plus data-set. Neurotoxicology 73:183–187

Wolff K, Hay AWM, Sherlock K, Conner M (1995) Contents of „ecstasy". Lancet 346:1100–1101

Wolff V, Jouanjus E (2017) Strokes are possible complications of cannabinoids use. Epilepsy Behav 70:355–363

Wolff V, Armspach JP, Lauer V, Rouyer O, Bataillard M, Marescaux C, Geny B (2013) Cannabis-related stroke: myth or reality? Stroke 44:558–563

Wolters EC, Stam FC, Lousberg RJ, van Wijngaarden GK, Rengelink H, Schipper MEI, Verbeeten B (1982) Leucoencephalopathy after inhalating „heroin" pyrolysate. Lancet 320:1233–1237

Wood DM, Stribley V, Dargan PI, Davies S, Holt DW, Ramsey J (2011) Variability in the 3,4-met hylenedioxymethamphetamine content of 'ecstasy' tablets in the UK. Emerg Med J 28:764–765

Woods BT, Strewler GJ (1972) Hemiparesis occurring six hours after intravenous heroin injection. Neurology 22:863–866

Worm K, Steentoft A, Kringsholm B (1993) Methadone and drug addicts. Int J Legal Med 106:119–123

Worob A, Wenthur C (2020) Dark classics in chemical neuroscience: synthetic cannabinoids (Spice/K2). ACS Chem Neurosci 11:3881–3892

Yan R, Wu Q, Ren J, Cui H, Zhai K, Zhai Z, Duan Q (2013) Clinical features and magnetic resonance image analysis of 15 cases of demyelinating leukoencephalopathy induced by levamisole. Exp Ther Med 6:71–74

Yang X, Wang Y, Li Q, Zhong Y, Chen L, Du Y, He J, Liao L, Xiong K, Yi C, Yan J (2018) The main molecular mechanisms underlying methamphetamine-induced neurotoxicity and implications for pharmacological treatment. Front Mol Neurosci 11:186

Yao H, Duan M, Buch S (2011) Cocaine-mediated induction of platelet-derived growth factor: implication for increased vascular permeability. Blood 117:2538–2547

Yao L, McFarland K, Fan P, Jiang Z, Inoue Y, Diamond I (2005) Activator of G protein signaling 3 regulates opiate activation of protein kinase A signaling and relapse of heroin-seeking behavior. Proc Natl Acad Sci U S A 102:8746–8751

Yen DJ, Wang SJ, Ju TH, Chen CC, Liao KK, Fuh JL, Hu HH (1994) Stroke associated with methamphetamine inhalation. Eur J Neurol 34:16–22

Yu S, Zhu L, Shen Q, Bai X, Di X (2015) Recent advances in methamphetamine neurotoxicity mechanisms and its molecular pathophysiology. Behav Neurol 2015:103969

Zaami S, Giorgetti R, Pichini S, Pantano F, Marinelli E, Busardò FP (2018) Synthetic cathinones related fatalities: an update. Eur Rev Med Pharmacol Sci 22:268–274

Zamparutti G, Schifano F, Corkery JM, Oyefeso A, Ghodse AH (2011) Deaths of opiate/opioid misusers involving dihydrocodeine, UK, 1997–2007. Br J Clin Pharmacol 72:330–337

Zawilska JB (2015) „Legal highs" – an emerging epidemic of novel psychoactive substances. Int Rev Neurobiol 120:273–300

Zawilska JB (2017) An expanding world of novel psychoactive substances: opioids. Front Psychiatry 8:110

Zawilska JB (Hrsg) (2018) Synthetic cathinones. Novel addictive and stimulatory psychoactive substances. Springer Nature Switzerland AG, Cham

Zawilska JB, Wojcieszak J (2019) An expanding world of new psychoactive substances – designer benzodiazepines. Neurotoxicology 73:8–16

Zawilska JB, Kacela M, Adamowicz P (2020) NBOMes – highly potent and toxic alternatives of LSD. Front Neurosci 14:78

Zhang L, Looney D, Taub D, Chang SL, Way D, Witte MH, Graves MC, Fiala M (1998) Cocaine opens the blood-brain barrier to HIV-1 invasion. J Neurovirol 4:619–626

Zhou JF, Chen P, Zhou YH, Zhang L, Chen HH (2003) 3,4-Methylenedioxymethamphetamine (MDMA) abuse may cause oxidative stress and potential free radical damage. Free Radic Res 37:491–497

Zhu B-L, Oritani S, Shimotouge K, Ishida K, Quan L, Fujita MQ, Ogawa M, Maeda H (2000) Methamphetamine-related fatalities in forensic autopsy during 5 years in southern half of Osaka city and surrounding areas. Forensic Sci Int 113:443–447

Zogopoulos P, Theocharis S, Kotakidis N, Patsouris E, Agapitos E (2016) Drug abuse and perivascular changes of the brain. J Clin Exp Pathol 6:3

Zuckerman GB, Ruiz DC, Keller IA, Brooks J (1996) Neurologic complications following intranasal administration of heroin in an adolescent. Ann Pharmacother 30:778–781

Neuropathologische Befunde bei Drogenkonsumenten

5

Systematische neuropathologische Studien bei Drogenkonsumenten und die Folgen des Drogenmissbrauchs auf die zellulären Elemente des menschlichen Gehirns sind rar. In Autopsiestudien konzentrierten sich die Befunde vorwiegend auf zerebrovaskuläre Komplikationen oder die Folgen von hypoxisch-ischämischen Zuständen. Die Veränderungen umfassten Ödeme, vaskuläre Stase, hypoxisch-ischämische Nervenzellschäden und Neuronenverlust (Adelman und Aronson 1969; Andersen und Skullerud 1999; Bell et al. 2002; Gosztonyi et al. 1993; Kiryakova 2016; Makrigeorgi-Butera et al. 1996; Metter 1978; Moretti et al. 2019; Oehmichen et al. 1996; Pearson und Richter 1979; Pearson et al. 1972, 1975; Zogopoulos et al. 2016). Diese Veränderungen wurden als unspezifische Nebenbefunde infolge der drogeninduzierten Atemdepression betrachtet. In der Mehrzahl dieser beschreibenden Studien gab es jedoch keine Kontrollgruppe und es wurden keine systematischen Daten zur Häufigkeit oder Topografie der Läsionen vorgelegt. Spätere systematische neuropathologische Untersuchungen von (polyvalenten) Drogenkonsumenten ergaben umfangreiche morphologische Veränderungen im zellulären Netzwerk des Gehirns. Die Befunde umfassten einen hypoxisch-ischämisch-unabhängigen Neuronenverlust, eine Reduktion der GFAP-positiven Astrozyten, weit verbreitete axonale Schäden mit gleichzeitiger Mikrogliaaktivierung, Störungen der BHS sowie reaktive und degenerative vaskuläre Veränderungen (Büttner 2019; Büttner und Weis 2006; Weis und Büttner 2017).

5.1 Neuronen

Ein *Neuronenverlust* in den Gehirnen von Drogenkonsumenten konnte in fast allen kortikalen und subkortikalen Regionen nachgewiesen werden (Büttner und Weis 2006; Kiryakova 2016; Müller et al. 2015, 2018 und 2019). Interessanterweise waren die Hippocampus-Formation und die zerebelläre Purkinje-Zellschicht im Vergleich zu den Kontrollen unverändert (Büttner und Weis 2006) (Abb. 5.1). Im Hippocampus

A. Büttner, *Neuropathologie des Drogenmissbrauchs*,
https://doi.org/10.1007/978-3-031-13619-1_5

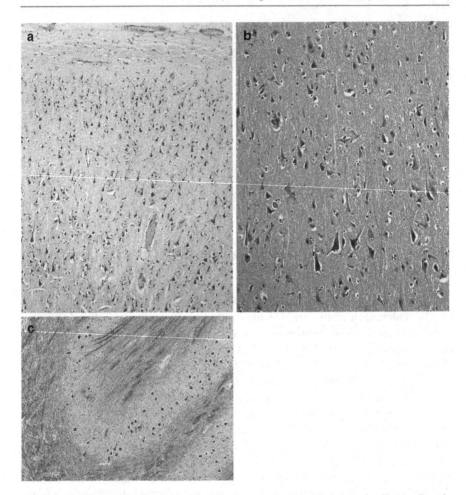

Abb. 5.1 Nervenzellverlust bei langfristigem Drogenmissbrauch (**a**) frontaler Kortex (Luxol-Fast-Blue-Färbung, Originalvergrößerung ×100), (**b**) frontaler Kortex (H&E, Originalvergrößerung ×100) und (**c**) Nucleus olivaris inferior (Luxol-Fast-Blue-Färbung, Originalvergrößerung ×100, *siehe auch* Abb. 4.20).

wurde jedoch eine verringerte Neurogenese nach Konsum von Opioiden und Psychostimulanzien nachgewiesen (Bayer et al. 2015; Chambers 2013; Eisch und Harburg 2006; Gonçalves et al. 2014). Der Neuronenverlust wird auf eine direkte Beeinträchtigung der Neuronen durch Drogenmissbrauch und indirekt auf eine drogeninduzierte Beeinträchtigung von Astrozyten, Axonen, den Blutgefäßen und der BHS zurückgeführt (Büttner und Weis 2006; Lacagnina et al. 2017; Moretti et al. 2019). Unterstützt werden diese Befunde durch die Beobachtung, dass einige Substanzen zu DNA-Schäden mit anschließendem apoptotischen neuronalen Zelltod führen können (Boronat et al. 2001; Bell et al. 2002; Campbell 2001; Davidson et al. 2001; Hu et al. 2020; Jiang et al. 2003; Mao et al. 2002; Stumm et al. 1999). Drogeninduzierte Veränderungen von Neurofilamentproteinen (Boronat et al. 1998; Ferrer-Alcón et al. 2000; García-Sevilla et al. 1997), Transkriptionsfaktoren, z. B. CREB (Lane-Ladd et al. 1997), oder rasch aktivierbaren Genen (immediate early genes) wie c-fos (Harlan und Garcia 1998) werden als alternative Wege für neuronale Schäden diskutiert. Ein weiterer möglicher Mechanismus könnte die Neurotoxizität durch eine erhöhte NO-Bildung aufgrund einer gesteigerten Expression der neuronalen Stickstoffmonoxid-Synthase (nNOS) sein (Bernstein et al. 2014).

5.2   Mikroglia

Mikroglia sind die im ZNS ortsständigen Immunzellen und Phagozyten, die vorwiegend vor Verletzungen und deren Folgeschäden schützen (Kettenmann et al. 2011; Moore und Thanos 1996; Prinz et al. 2014; Stoll und Jander 1999; Ransohoff und Khoury 2016; Thomas 1992). Ihre Aktivität kann jedoch sowohl entzündungshemmend und neuroprotektiv als auch entzündungsfördernd und neurotoxisch sein (Stoll und Jander 1999; Ransohoff und Khoury 2016). Obwohl die Aktivierung von Mikroglia und Makrophagen für die Abwehr und das Überleben von Neuronen wichtig ist, kann die Überaktivierung beider Zellen zu neuronalen Schäden führen (Bell et al. 2006; Kierdorf et al. 2019; Moore und Thanos 1996; Prinz et al. 2014; Stoll und Jander 1999; Thomas 1992). In Tiermodellen induzieren Amphetamine, Methamphetamin und ihre Derivate eine ausgeprägte Mikroglialreaktion in Hirnregionen mit neuronaler Degeneration, indem sie die Freisetzung von toxischen Substanzen wie Superoxidradikalen, Stickstoffmonoxid, pro-inflammatorischen Zytokinen und Prostaglandinen vermitteln; Substanzen, deren Neurotoxizität bekannt ist (Cadet und Krasnova 2009; Thomas et al. 2004). Ein weiterer Mechanismus, über den die drogeninduzierte Mikrogliaaktivierung zur Neurotoxizität beitragen kann, ist die Erhöhung der Expression von Zytokinen wie TNF-α und den Interleukinen IL-1β und IL-6, die eine Neuroinflammation auslösen und fördern (Carvalho et al. 2012; Lacagnina et al. 2017; Yamamoto und Raudensky 2008). Zudem können Mikroglia aufgrund ihrer perivaskulären Lokalisation die BHS beeinträchtigen, was zu weiteren neuronalen Schäden führt (Dudvarski Stankovic et al. 2016; Moretti et al. 2019; Thurgur und Pinteaux 2019).

Im Gehirn von Drogenkonsumenten ist eine Aktivierung der Mikroglia vor allem in der weißen Substanz und in den meisten subkortikalen Regionen zu beobachten (Büttner und Weis 2006; Büttner et al. 2006; Gosztonyi et al. 1993; Makrigeorgi-Butera et al. 1996; Oehmichen et al. 1996; Sekine et al. 2008) (Abb. 5.2). Diese Hochregulierung der Mikroglia wurde auch bei Drogenkonsumenten mit und ohne präsymptomatische HIV-1-Infektion nachgewiesen (Anthony et al. 2005; Little et al. 2009; Tomlinson et al. 1999). Mikroglia sind zwar in allen Hirnregionen vorhanden, allerdings in unterschiedlicher Dichte. Dies könnte zum Teil ihre regionenspezifischen Reaktionen auf akute oder wiederholte Drogenexposition als Abhängigkeit von der Heterogenität des Gewebemilieus erklären (Lacagnina et al. 2017).

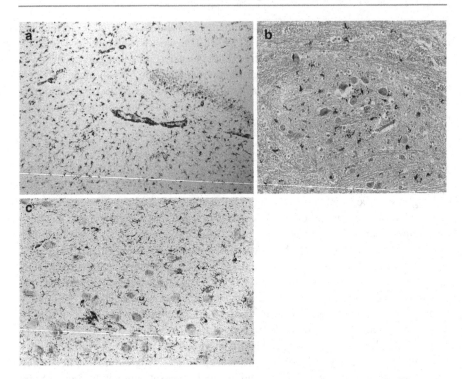

Abb. 5.2 Aktivierung von Mikroglia bei polyvalentem Drogenmissbrauch (**a**) in der Hippocampusformation, (**b**) im Nucleus olivaris inferior und (**c**) im Mesencephalon (CD68-Immunhistochemie, Originalvergrößerung (**a**) ×100, (**b, c**) ×200).

5.3   Astrozyten

Astrozyten spielen eine wesentliche Rolle im gesunden ZNS, z. B. der Stützfunktion, der Regulierung des Blutflusses, der Aufrechterhaltung der BHS, der Homöostase von extrazellulärer Flüssigkeit, Ionen und (Glio-)Transmittern, der Energiebereitstellung (Glykogennutzung), der Regulierung der Synapsenfunktion und des synaptischen Umbaus. Aufgrund von Unterschieden in ihrer Zellmorphologie und anatomischen Lage werden sie üblicherweise in zwei Hauptgruppen unterteilt: Protoplasmatische Astrozyten sind überwiegend in der grauen Substanz zu finden und weisen mehrere kurze dicke Verzweigungen auf, aus denen viele fein verzweigte Fortsätze hervorgehen; fibrilläre Astrozyten sind vorwiegend in der weißen Substanz zu finden und besitzen viele lange faserartige Fortsätze. Beide Astrozyten-Subtypen stehen in engem Kontakt zueinander, zu Neuronen und zu Blutgefäßen (Kimelberg 2010; Sofroniew und Vinters 2010).

Astrozyten reagieren auf alle Formen von ZNS-Schäden und -Krankheiten mit einer Vielzahl möglicher Veränderungen der Genexpression, der Zellstruktur und der Funktion. Diese *reaktive Astrogliose*, die vor allem durch eine erhöhte Expression von GFAP, einem Intermediärfilamentprotein, gekennzeichnet ist, wird

allgemein als pathologisches Merkmal von ZNS-Verletzungen angesehen (Norenberg 1994; O'Callaghan und Sriram 2005; Pekny et al. 2016; Sofroniew 2015; Sofroniew und Vinters 2010). Reaktive Astrozyten haben ebenfalls einen Einfluss auf
die Neuronenfunktion durch die Regulierung des Blutflusses, die Bereitstellung von
Energiesubstraten oder durch die Beeinflussung der synaptischen Funktion und
Plastizität. Allerdings gibt es ausgeprägte Unterschiede ihrer potenziellen Reaktionen auf Verletzungen unterschiedlicher Art und Schwere (Pekny et al. 2016; Sofroniew 2015; Sofroniew und Vinters 2010).

Trotz ihrer wichtigen Rolle im ZNS sind Veränderungen der Astrozyten bei Drogenkonsumenten nur selten untersucht worden (Lacagnina et al. 2017; Linker et al.
2019; Miguel-Hidalgo 2009; Sorensen und Lawrence 2009). In einer älteren Studie
wurde von einer „weit verbreiteten Fragmentierung" und einer numerischen Reduktion der Astrozyten in der weißen Substanz berichtet (Pearson und Richter 1979).
Andere Autoren beschrieben eine Astrogliose, visualisiert durch eine erhöhte
GFAP-Expression, bei verstorbenen Heroin- (Oehmichen et al. 1996), Kokain- (Lee
et al. 2016) oder Methamphetamin- Konsumenten (Zhang et al. 2017), während andere keine Unterschiede zwischen Drogenkonsumenten und Kontrollen feststellen
konnten (Kitamura et al. 2010; Moretti et al. 2019; Tong et al. 2014; Weber et al.
2013). Bei HIV-1-positiven Opiatkonsumenten, HIV-1-negativen Drogenkonsumenten und nicht drogenkonsumierenden Kontrollen gab es ebenfalls keinen statis-
tischen Unterschied zwischen diesen Gruppen in Bezug auf Astrozyten (Anderson
et al. 2003; Moretti et al. 2019; Tomlinson et al. 1999). In einer anderen Studie an
Gehirnen von Drogenkonsumenten war allerdings die numerische Dichte von
GFAP-positiven Astrozyten reduziert (Büttner und Weis 2006). Diese Verringerung
oder das Fehlen einer signifikanten, mittels GFAP-visualisierten astrozytären Aktivierung bei Drogenkonsumenten ist vermutlich auf die Interferenz der Drogen mit
der GFAP-Gentranskription zurückzuführen, die eine veränderte GFAP-
Phosphorylierung bewirkt (Stadlin et al. 1998). Chronischer Drogenmissbrauch
kann darüber hinaus zu einer fehlgeleiteten astrozytären Reaktion mit der Produktion abnormaler und nicht funktionsfähiger Proteine führen, die möglicherweise
nicht von einem Anti-GFAP-Antikörper gebunden werden (Moretti et al. 2019). Ein
weiterer Mechanismus scheint die Erzeugung freier Radikale durch Induktion einer
Cytochrom P450-Isoform (Castagnoli und Castagnoli 1997) oder die Beteiligung
von I_2-Imidazolinrezeptoren (Boronat et al. 1998) zu sein, wobei letztere an der
Regulation der GFAP-Expression beteiligt sind. So waren die Dichte der I_2-Imida-
zolinrezeptoren und die Immunreaktivität des verwandten Imidazolinrezeptorpro-
teins im frontalen Kortex bei Heroinkonsumenten vermindert (Sastre et al. 1996).

Zusammengefasst gibt es überzeugende Daten über die Beteiligung von Astrozyten an den Folgen von Drogenmissbrauch auf das menschliche ZNS, obwohl viele
Details noch nicht klar sind.

5.4   Weiße Substanz

Neben Schädigungen der weißen Substanz bei hypoxisch-ischämischen Bedingungen (toxische Leukenzephalopathie) oder einer spongiformen Leukenzephalopathie nach Heroininhalation („chasing the dragon") (siehe Abschn. 4.2 und Filley und Kleinschmidt-DeMasters 2001) konnten weitere morphologische Veränderungen aufgezeigt werden. In der weißen Substanz von polyvalenten Drogenkonsumenten wurde eine weit verbreitete axonale Schädigung mittels Luxol-Fast Blue-Färbung und ß-APP-Immunhistochemie nachgewiesen (Büttner und Weis 2006; Büttner et al. 2006). Die Veränderungen bestanden aus Arealen mit Demyelinisierung sowie ß-APP-immunopositiven Bündeln und globulären Ablagerungen (Abb. 5.3), zeigten jedoch nie das ausgedehnte Muster wie bei traumatischen Hirnverletzungen (Büttner und Weis 2006; Büttner et al. 2006). Diese axonale Schädigung deutet auf einen toxisch-metabolischen Drogeneffekt hin, da in diesen Fällen keine ausreichenden Belege für ein sekundäres Phänomen, z. B. aufgrund eines generalisierten hypoxisch-ischämischen Zustands oder eines Hirnödems, vorlagen. Darüber hinaus ist die gleichzeitige Aktivierung von Mikroglia in der weißen Substanz ein Indiz für einen chronisch progressiven Prozess (Büttner und Weis 2006; Büttner et al. 2006) (Abb. 5.4). Diese Veränderungen könnten das morphologische Korrelat der beobachteten Demyelinisierungen und hyperintensen Areale darstellen, die in Neuroimaging-Studien beschrieben wurden (siehe Kap. 3).

5.5   Blut-Hirn-Schranke (BHS)

Die BHS ist eine hochselektive dynamische Barriere, die den Eintritt von Makromolekülen, Ionen und Neurotransmittern aus dem Blut in das Gehirn reguliert (Abbott et al. 2010; Erickson und Banks 2018; Hawkins und Davis 2005; Neuwelt 2004; Pardridge 2012; Persidsky et al. 2006; Zlokovic 2008). Ihre Integrität ist wesentlich für die Aufrechterhaltung der Homöostase des Gehirns und für die

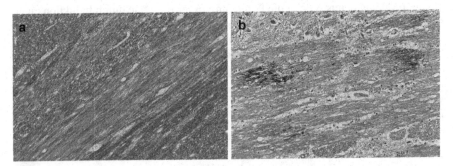

Abb. 5.3 Polyvalenter Drogenmissbrauch: (**a**) Blässe der okzipitalen weißen Substanz (Luxol-Fast-Blue-Färbung, Originalvergrößerung ×100) und (**b**) ß-APP-immunopositive Bündel und globuläre Ablagerungen in der weißen Substanz (ß-APP-Immunhistochemie, Originalvergrößerung ×200).

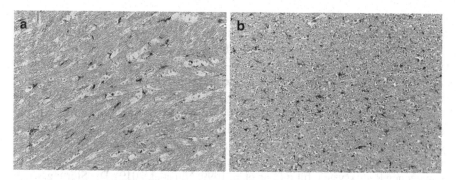

Abb. 5.4 Aktivierung von Mikroglia in der weißen Substanz bei polyvalenten Drogenmiss-brauch: (**a**) temporal (CD68-Immunhistochemie, Originalvergrößerung ×200) und (**b**) orbital (CR3/43-Immunhistochemie, Originalvergrößerung ×200).

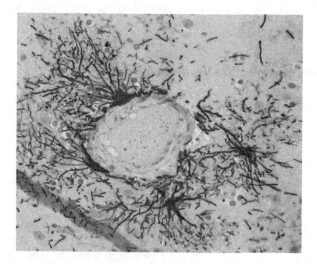

Abb. 5.5 Blut-Hirn-Schranke: perivaskuläre Astrozytenendfortsätze um ein Blutgefäß (GFAP-Immunhistochemie, Originalvergrößerung ×400).

Begrenzung des Eintritts neurotoxischer Substanzen aus der Peripherie, um ZNS-Schäden zu verhindern (Abbott 2013; Abbott et al. 2010; Oldendorf 1974).

Die BHS wird von einer einschichtigen Endothelzelllage auf einer Basallamina gebildet, die eng mit perivaskulären Perizyten, Mikroglia, Astrozyten und Neuronen interagiert, die zusammen die neurovaskuläre Einheit bilden (Egleton und Ab-bruscato 2014) (Abb. 5.5). Die Endothelzellen sind durch Tight Junction-Proteine eng miteinander verbunden, darunter u. a. endothelzellselektive Adhäsionsmole-küle, Occludine, Claudine und Zonula Occludens-1 (Abbott et al. 2010; Ballabh et al. 2004; Chow und Gu 2015; Obermeier et al. 2013). Diese Architektur bildet die Schnittstelle und Grenze zwischen dem ZNS und dem peripheren Kreislauf zur Re-gulierung des Blut-ZNS-Austauschs (Kousik et al. 2012).

In Tier- und Humanstudien schädigen Drogen die BHS, indem sie ihre strukturelle Integrität und die Gefäßpermeabilität verändern (Barr et al. 2020; Büttner und Weis 2006; Moretti et al. 2019). Zu den Mechanismen zählen die Beeinträchtigung von Adhäsionsmolekülen, Tight-Junction-Proteinen, Transportsystemen und intrazellulärer Signalübertragung (Abdul Muneer et al. 2011; Gan et al. 1999; Hawkins und Davis 2005; Martins et al. 2011; Moretti et al. 2019; Wang et al. 2014). Darüber hinaus wurde eine Schädigung der Endothelzellen durch oxidativen Stress und reaktive Sauerstoffspezies nachgewiesen (Fisher et al. 2015; Lee et al. 2001; Ramirez et al. 2009; Sajja et al. 2016). Diese Beeinträchtigungen erleichtert die Einwanderung von Immunzellen mit anschließender Neuroinflammation, die zu einem unausgewogenen Redoxsystem führt (Gan et al. 1999; Niu et al. 2019). Die Störungen der Mikroumgebung und der Homöostase können schließlich zu drogenvermittelter Neurotoxizität führen (Dietrich 2009; Egleton und Abbruscato 2014; Gonçalves et al. 2014; Kiyatkin und Sharma 2019; Kousik et al. 2012; O'Shea et al. 2014; Pimentel et al. 2020; Sharma und Ali 2006; Sharma et al. 2009; Turowski und Kenny 2015).

5.6   Zerebrovaskuläre Veränderungen

Bei polyvalentem Drogenmissbrauch sind konzentrische Verdickungen und Mineralisierung der Gefäßwände, perivaskuläre Erweiterungen, Pigmentablagerungen, und perivaskuläre entzündliche Zellinfiltrate zu finden (Abb. 5.6, 5.7 und 5.8)

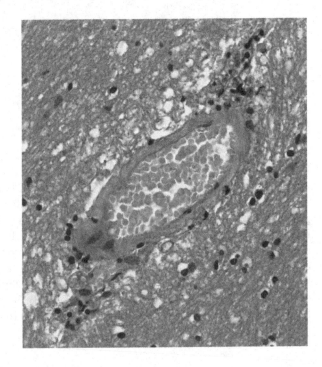

Abb. 5.6 Polyvalenter Drogenmissbrauch: kleines Blutgefäß in der weißen Substanz des Gyrus cinguli mit perivaskulären Pigmentablagerungen (H&E-Färbung, Originalvergrößerung ×400, *siehe auch* Abb. 4.4 und 4.21).

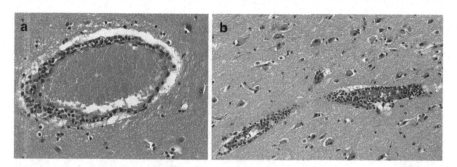

Abb. 5.7 Polyvalenter Drogenmissbrauch: kleines Gefäß (**a**) im Nucleus caudatus und (**b**) im temporalen Kortex mit perivaskulären lymphozytären Aggregaten (H&E-Färbung, Originalvergrößerung (**a**) ×200, (**b**) ×400, *siehe auch* Abb. 4.18).

(Bell et al. 2002; Büttner und Weis 2006; Zogopoulos et al. 2016). Ähnliche zerebrovaskuläre Veränderungen wurden bei HIV-1-positiven Patienten mit Drogenmissbrauch in der Vorgeschichte beobachtet (Connor et al. 2000). Bei injizierenden Drogenkonsumenten werden häufig perivaskuläre pigmentbeladene Makrophagen und Pigmentablagerungen beobachtet (Abb. 5.6), die entweder auf Verunreinigungen oder auf einen Zusammenbruch der BHS zurückzuführen sind (Bell et al. 2002, 2006; Büttner und Weis 2006; Gray et al. 1992; Kiryakova 2016; Zogopoulos et al. 2016). Die Beobachtung eines akuten und chronischen Zusammenbruchs der BHS bei Drogenkonsumenten deutet darauf hin, dass das Gehirn einer erhöhten Menge an Serumproteinen, einschließlich Immunglobulinen und infektiösen Erregern wie HIV-1, ausgesetzt ist (Bell et al. 2002). Die Störung der BHS könnte weiterhin der Auslöser für die perivaskulären lymphozytären Aggregate sein, die in den Gehirnen von Drogenkonsumenten zu beobachten sind (Abb. 5.7) (Bell et al. 2002, 2006; Moretti et al. 2019; Zogopoulos et al. 2016). Weitere zerebrovaskuläre Befunde in den Gehirnen von polyvalenten Drogenkonsumenten umfassen reaktive Endothelzellschwellungen, Endothelzellhyperplasie, ausgeprägte Proliferation sowie eine degenerative hyalinotische Gefäßwandverdickung (Abb. 5.8) (Büttner und Weis 2006). Darüber hinaus wurden eine Verdickung der Lamina elastica interna (Kiryakova 2016), eine Abnahme des Kollagen-Typ-IV-Gehalts der vaskulären Basallamina (Büttner et al. 2005) und eine Disruption der BHS-Tight Junctions (Bell et al. 2006; Moretti et al. 2019) beschrieben. Letzteres wurde durch eine verminderte Expression von Zonula Occludens-1 (ZO-1) visualisiert. Diese zerebrovaskulären Veränderungen stellen eine nicht-entzündliche Vaskulopathie dar (Abb. 5.9) und sind in Verbindung mit der gestörten BHS ein Hinweis auf das morphologische Substrat der in der Neurobildgebung sichtbaren Veränderungen (Büttner und Weis 2006; Geibprasert et al. 2010).

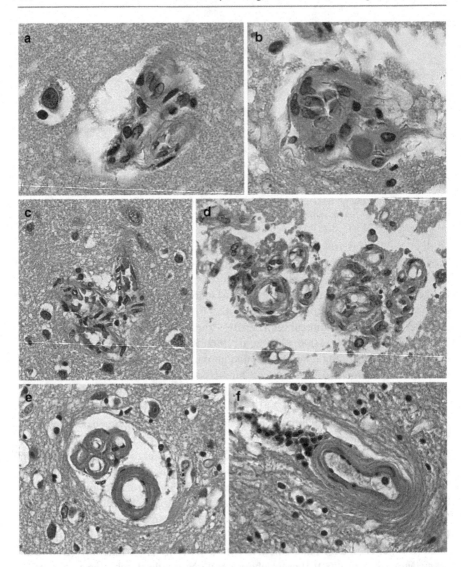

Abb. 5.8 Zerebrovaskuläre Veränderungen bei polyvalentem Drogenmissbrauch in der H&E-Färbung: (**a**) Endothelzellschwellung (Originalvergrößerung ×600), (**b**) Endothelzellhyperplasie (Originalvergrößerung ×600), (**c, d**) Proliferation (Originalvergrößerung ×400), und (**e, f**) Gefäßwandverdickung (Originalvergrößerung ×400).

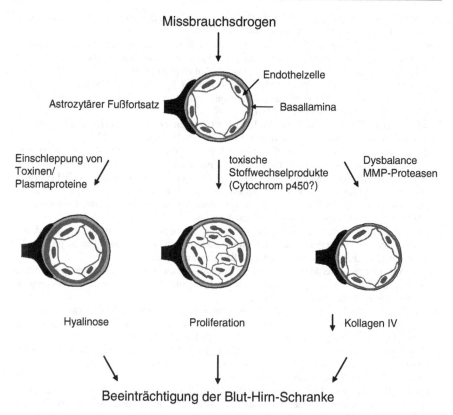

Abb. 5.9 Synopse der zerebrovaskulären Befunde und Veränderungen der BHS bei Drogen-abhängigen.

Literatur

Abbott NJ (2013) Blood-brain barrier structure and function and the challenges for CNS drug de-livery. J Inherit Metab Dis 36:437–449

Abbott NJ, Patabendige AAK, Dolman DEM, Yusof SR, Begley DJ (2010) Structure and function of the blood-brain barrier. Neurobiol Dis 37:13–25

Abdul Muneer PM, Alikunju S, Szlachetka AM, Murrin LC, Haorah J (2011) Impairment of brain endothelial glucose transporter by methamphetamine causes blood-brain barrier dysfunction. Mol Neurodegener 6:23

Adelman LS, Aronson SM (1969) The neuropathologic complications of narcotic drug addiction. Bull NY Acad Med 45:225–234

Andersen SN, Skullerud K (1999) Hypoxic/ischaemic brain damage, especially pallidal lesions, in heroin addicts. Forensic Sci Int 102:51–59

Anderson CE, Tomlinson GS, Pauly B, Brannan FW, Chiswick A, Brack-Werner R, Simmonds P, Bell JE (2003) Relationship of Nef-positive and GFAP-reactive astrocytes to drug use in early and late HIV infection. Neuropathol Appl Neurobiol 29:378–388

Anthony IC, Ramage SN, Carnic FW, Simmonds P, Bell JE (2005) Does drug abuse alter micro-glial phenotype and cell turnover in the context of advancing HIV infection? Neuropathol Appl Neurobiol 31:325–338

Ballabh P, Braun A, Nedergaard M (2004) The blood-brain barrier: an overview. Structure, regulation, and clinical implications. Neurobiol Dis 16:1–13

Barr JL, Brailoiu GC, Abood ME, Rawls SM, Unterwald EM, Brailoiu E (2020) Acute cocaine administration alters permeability of blood-brain barrier in freely-moving rats – evidence using miniaturized fluorescence microscopy. Drug Alcohol Depend 206:107637

Bayer R, Franke H, Ficker C, Richter M, Lessig R, Büttner A, Weber M (2015) Influence of drug addiction on human adult hippocampal neurogenesis: effects on developmental stages of precursor cells. Drug Alcohol Depend 156:139–149

Bell JE, Arango JC, Robertson R, Brettle RP, Leen C, Simmonds P (2002) HIV and drug misuse in the Edinburgh cohort. J Acquir Immune Defic Syndr 31(Suppl. 2):35–42

Bell JE, Arango JC, Anthony IC (2006) Neurobiology of multiple insults: HIV-1-associated brain disorders in those who use illicit drugs. J NeuroImmune Pharmacol 1:182–191

Bernstein H-G, Trübner K, Krebs P, Dobrowolny H, Bielau H, Steiner J, Bogerts B (2014) Increased densities of nitric oxide synthase expressing neurons in the temporal cortex and the hypothalamic paraventricular nucleus of polytoxicomanic heroin overdose victims: possible implications for heroin neurotoxicity. Acta Histochem 116:182–190

Boronat MA, Olmos G, García-Sevilla JA (1998) Attenuation of tolerance to opioid-induced antinociception and protection against morphine-induced decrease of neurofilament proteins by idazoxan and other I_2-imidazoline ligands. Br J Pharmacol 125:175–185

Boronat MA, García-Fuster MJ, García-Sevilla JA (2001) Chronic morphine induces up-regulation of the pro-apoptotic Fas receptor and down-regulation of the anti-apoptotic Bcl-2 oncoprotein in rat brain. Br J Pharmacol 134:1263–1270

Büttner A (2019) Neurohistopathologie des Drogentodes. Rechtsmedizin 29:179–184

Büttner A, Weis S (2006) Neuropathological alterations in drug abusers: the involvement of neurons, glial, and vascular systems. Forensic Sci Med Pathol 2:115–126

Büttner A, Kroehling C, Mall G, Penning R, Weis S (2005) Alterations of the vascular basal lamina in the cerebral cortex in drug abuse: a combined morphometric and immunohistochemical investigation. Drug Alcohol Depend 79:63–70

Büttner A, Rohrmoser K, Mall G, Penning R, Weis S (2006) Widespread axonal damage in the brain of drug abusers as evidenced by accumulation of ß-amyloid precursor protein (ß-APP): an immunohistochemical investigation. Addiction 101:1339–1346

Cadet JL, Krasnova IN (2009) Molecular bases of methamphetamine-induced neurodegeneration. Int Rev Neurobiol 88:101–119

Campbell VA (2001) Tetrahydrocannabinol-induced apoptosis of cultured cortical neurones is associated with cytochrome c release and caspase-3 activation. Neuropharmacology 40:702–709

Carvalho M, Carmo H, Costa VM, Capela JP, Pontes H, Remião F, Carvalho F, de Lourdes BM (2012) Toxicity of amphetamines: an update. Arch Toxicol 86:1167–1231

Castagnoli N Jr, Castagnoli KP (1997) Metabolic bioactivation reactions potentially related to drug toxicities. NIDA Res Monogr 173:85–105

Chambers RA (2013) Adult hippocampal neurogenesis in the pathogenesis of addiction and dual diagnosis disorders. Drug Alcohol Depend 130:1–12

Chow BW, Gu C (2015) The molecular constituents of the blood-brain barrier. Trends Neurosci 38:598–608

Connor MD, Lammie GA, Bell JE, Warlow CP, Simmonds P, Brettle RP (2000) Cerebral infarction in adult AIDS patients: observations from the Edinburgh HIV autopsy cohort. Stroke 31:2117–2126

Davidson C, Gow AJ, Lee TH, Ellinwood EH (2001) Methamphetamine neurotoxicity: necrotic and apoptotic mechanisms and relevance to human abuse and treatment. Brain Res Rev 36:1–22

Dietrich JB (2009) Alteration of blood-brain barrier function by methamphetamine and cocaine. Cell Tissue Res 336:385–392

Dudvarski Stankovic N, Teodorczyk M, Ploen R, Zipp F, Schmidt MHH (2016) Microglia-blood vessel interactions: a double-edged sword in brain pathologies. Acta Neuropathol 131:347–363

Egleton RD, Abbruscato T (2014) Drug abuse and the neurovascular unit. Adv Pharmacol 71:451–480

Eisch AJ, Harburg GC (2006) Opiates, psychostimulants, and adult hippocampal neurogenesis: insights for addiction and stem cell biology. Hippocampus 16:271–286

Erickson MA, Banks WA (2018) Neuroimmune axes of the blood-brain barriers and blood-brain interfaces: bases for physiological regulation, disease states, and pharmacological interventions. Pharmacol Rev 70:278–314

Ferrer-Alcón M, García-Sevilla JA, Jaquet PE, La Harpe R, Riederer BM, Walzer C, Guimón J (2000) Regulation of nonphosphorylated and phosphorylated forms of neurofilament proteins in the prefrontal cortex of human opioid addicts. J Neurosci Res 61:338–349

Filley CM, Kleinschmidt-DeMasters BK (2001) Toxic leukoencephalopathy. N Engl J Med 345:425–432

Fisher D, Gamieldien K, Mafunda PS (2015) Methamphetamine is not toxic but disrupts the cell cycle of blood-brain barrier endothelial cells. Neurotox Res 28:8–17

Gan X, Zhang L, Berger O, Stins MF, Way D, Taub DD, Chang SL, Kim KS, House SD, Weinand M, Witte M, Graves MC, Fiala M (1999) Cocaine enhances brain endothelial adhesion molecules and leukocyte migration. Clin Immunol 91:68–76

García-Sevilla JA, Ventayol P, Busquets X, La Harpe R, Walzer C, Guimón J (1997) Marked decrease of immunolabelled 68 kDa neurofilament (NF-L) proteins in brains of opiate addicts. Neuroreport 8:1561–1570

Geibprasert S, Gallucci M, Krings T (2010) Addictive illegal drugs: structural neuroimaging. AJNR Am J Neuroradiol 31:803–808

Gonçalves J, Baptista S, Silva AP (2014) Psychostimulants and brain dysfunction: a review of the relevant neurotoxic effects. Neuropharmacology 87:135–149

Gosztonyi G, Schmidt V, Nickel R, Rothschild MA, Camacho S, Siegel G, Zill E, Pauli G, Schneider V (1993) Neuropathologic analysis of postmortal brain samples of HIV-seropositive and -seronegative i.v. drug addicts. Forensic Sci Int 62:101–105

Gray F, Lescs MC, Keohane C, Paraire F, Marc B, Durigon M, Gherardi R (1992) Early brain changes in HIV infection: neuropathological study of 11 HIV seropositive, non-AIDS cases. J Neuropathol Exp Neurol 51:177–185

Harlan RE, Garcia MM (1998) Drugs of abuse and immediate-early genes in the forebrain. Mol Neurobiol 16:221–267

Hawkins BT, Davis TP (2005) The blood-brain barrier/neurovascular unit in health and disease. Pharmacol Rev 57:173–185

Hu S, Sheng WS, Lokensgard JR, Peterson PK (2020) Morphine induces apoptosis of human microglia and neurons. Neuropharmacology 42:829–836

Jiang Y, Yang W, Zhou Y, Ma L (2003) Up-regulation of murine double minute clone 2 (MDM2) gene expression in rat brain after morphine, heroin, and cocaine administrations. Neurosci Lett 352:216–220

Kettenmann H, Hanisch U, Noda M, Verkhratsky A (2011) Physiology of microglia. Physiol Rev 91:461–553

Kierdorf K, Masuda T, Costa Jordão MJ, Prinz M (2019) Macrophages at CNS interfaces: ontogeny and function in health and disease. Nat Rev Neurosci 20:547–562

Kimelberg HK (2010) Functions of mature mammalian astrocytes: a current view. Neuroscientist 16:79–106

Kiryakova T (2016) Forensic study of the morphological changes in the brain tissue of deceased with history of drug abuse. Sci Technol 6:125–131

Kitamura O, Takeichi T, Wang EL, Tokunaga I, Ishigami A, Kubo S (2010) Microglial and astrocytic changes in the striatum of methamphetamine abusers. Legal Med 12:57–62

Kiyatkin EA, Sharma HS (2019) Leakage of the blood-brain barrier followed by vasogenic edema as the ultimate cause of death induced by acute methamphetamine overdose. Int Rev Neurobiol 146:189–207

Kousik SM, Napier TC, Carvey PM (2012) The effects of psychostimulant drugs on blood brain barrier function and neuroinflammation. Front Pharmacol 3:121

Lacagnina MJ, Rivera PD, Bilbo SD (2017) Glial and neuroimmune mechanisms as critical modulators of drug use and abuse. Neuropsychopharmacology 42:156–177

Lane-Ladd SB, Pineda J, Boundy VA, Pfeuffer T, Krupinski J, Aghajanian GK, Nestler EJ (1997) CREB (cAMP response element-binding protein) in the locus coeruleus: biochemical, physiological, and behavioral evidence for a role in opiate dependence. J Neurosci 17:7890–7901

Lee CT, Boeshore KL, Wu C, Becker KG, Errico SL, Mash DC, Freed WJ (2016) Cocaine promotes primary human astrocyte proliferation via JNK-dependent up-regulation of cyclin A2. Restor Neurol Neurosci 34:965–976

Lee YW, Hennig B, Yao J, Toborek M (2001) Methamphetamine induces AP-1 and NF-kappaB binding and transactivation in human brain endothelial cells. J Neurosci Res 66:583–591

Linker KE, Cross SJ, Leslie FM (2019) Glial mechanisms underlying substance use disorders. Eur J Neurosci 50:2574–2589

Little KY, Ramssen E, Welchko R, Volberg V, Roland CJ, Cassin B (2009) Decreased brain dopamine cell numbers in human cocaine users. Psychiatry Res 168:173–180

Makrigeorgi-Butera M, Hagel C, Laas R, Püschel K, Stavrou D (1996) Comparative brain pathology of HIV-seronegative and HIV-infected drug addicts. Clin Neuropathol 15:324–329

Mao J, Sung M, Ji R-R, Lim G (2002) Neuronal apoptosis associated with morphine tolerance: evidence for an opioid-induced neurotoxic mechanism. J Neurosci 22:7650–7661

Martins T, Baptista S, Gonçalves J, Leal E, Milhazes N, Borges F, Ribeiro CF, Quintela O, Lendoiro E, López-Rivadulla M, Ambrósio AF, Silva AP (2011) Methamphetamine transiently increases the blood-brain barrier permeability in the hippocampus: role of tight junction proteins and matrix metalloproteinase-9. Brain Res 1411:28–40

Metter D (1978) Pathologisch-anatomische Befunde bei Heroinvergiftung. Beitr Gerichtl Med 36:433–437

Miguel-Hidalgo JJ (2009) The role of glial cells in drug abuse. Curr Drug Abuse Rev 2:76–82

Moore S, Thanos S (1996) The concept of microglia in relation to central nervous system disease and regeneration. Prog Neurobiol 48:441–460

Moretti M, Belli G, Morini L, Monti MC, Osculati AMM, Visonà SD (2019) Drug abuse-related neuroinflammation in human postmortem brains: an immunohistochemical approach. J Neuropathol Exp Neurol 78:1059–1065

Müller F, Brändle R, Liechti ME, Borgwardt S (2019) Neuroimaging of chronic MDMA („ecstasy") effects: a meta-analysis. Neurosci Biobehav Rev 96:10–20

Müller UJ, Truebner K, Schiltz K, Kuhn J, Mawrin C, Dobrowolny H, Bernstein H-G, Bogerts B, Steiner J (2015) Postmortem volumetric analysis of the nucleus accumbens in male heroin addicts: implications for deep brain stimulation. Eur Arch Psychiatry Clin Neurosci 265:647–653

Müller UJ, Schiltz K, Mawrin C, Dobrowolny H, Frodl T, Bernstein H-G, Bogerts B, Truebner K, Steiner J (2018) Total hypothalamic volume is reduced in postmortem brains of heroin addicts. Eur Arch Psychiatry Clin Neurosci 268:243–248

Neuwelt EA (2004) Mechanisms of disease: the blood brain barrier. Neurosurgery 54:131–142

Niu F, Liao K, Hu G, Sil S, Callen S, Guo M, Yang L, Buch S (2019) Cocaine-induced release of CXCL10 from pericytes regulates monocyte transmigration into the CNS. J Cell Biol 218:700–721

Norenberg MD (1994) Astrocyte responses to CNS injury. J Neuropathol Exp Neurol 53:213–220

O'Callaghan JP, Sriram K (2005) Glial fibrillary acidic protein and related glial proteins as biomarkers of neurotoxicity. Expert Opin Drug Saf 4:433–442

O'Shea E, Urrutia A, Green AR, Colado MI (2014) Current preclinical studies on neuroinflammation and changes in blood-brain barrier integrity by MDMA and methamphetamine. Neuropharmacology 87:125–134

Obermeier B, Daneman R, Ransohoff RM (2013) Development, maintenance and disruption of the blood-brain barrier. Nat Med 19:1584–1596

Oehmichen M, Meißner C, Reiter A, Birkholz M (1996) Neuropathology in non-human immunodeficiency virus-infected drug addicts: hypoxic brain damage after chronic intravenous drug abuse. Acta Neuropathol 91:642–646

Oldendorf WH (1974) Blood-brain barrier permeability to drugs. Annu Rev Pharmacol 14:239–248

Pardridge WM (2012) Drug transport across the blood-brain barrier. J Cereb Blood Flow Metab 32:1959–1972

Pearson J, Richter RW (1979) Addiction to opiates: neurologic aspects. In: Vinken PJ, Bruyn GW (Hrsg) Handbook of Clinical Neurology. Intoxications of the Nervous System, Part II. North-Holland Publishing Company, Amsterdam, pp 365–400

Pearson J, Challenor YB, Baden M, Richter RW (1972) The neuropathology of heroin addiction. J Neuropathol Exp Neurol 31:165–166

Pearson J, Baden MB, Richter RW (1975) Neuronal depletion in the globus pallidus of heroin addicts. Drug Alcohol Depend 1:349–356

Pekny M, Pekna M, Messing A, Steinhäuser C, Lee J-M, Parpura V, Hol EM, Sofroniew MV, Verkhratsky A (2016) Astrocytes: a central element in neurological diseases. Acta Neuropathol 131:323–345

Persidsky Y, Ramirez SH, Haorah J, Kanmogne GD (2006) Blood-brain barrier: structural components and function under physiologic and pathologic conditions. J NeuroImmune Pharmacol 1:223–236

Pimentel E, Sivalingam K, Doke M, Samikkannu T (2020) Effects of drugs of abuse on the blood-brain barrier: a brief overview. Front Neurosci 14:513

Prinz M, Tay TL, Wolf Y, Jung S (2014) Microglia: unique and common features with other tissue macrophages. Acta Neuropathol 128:319–331

Ramirez SH, Potula R, Fan S, Eidem T, Papugani A, Reichenbach N, Dykstra H, Weksler BB, Romero IA, Couraud PO, Persidsky Y (2009) Methamphetamine disrupts blood-brain barrier function by induction of oxidative stress in brain endothelial cells. J Cereb Blood Flow Metab 29:1933–1945

Ransohoff RM, Khoury JE (2016) Microglia in health and disease. Cold Spring Harb Perspect Biol 8:a020560

Sajja RK, Rahman S, Cucullo L (2016) Drugs of abuse and blood-brain barrier endothelial dysfunction: a focus on the role of oxidative stress. J Cereb Blood Flow Metab 36:539–554

Sastre M, Ventayol P, García-Sevilla JA (1996) Decreased density of I_2-imidazoline receptors in the postmortem brains of heroin addicts. Neuroreport 7:509–512

Sekine Y, Ouchi Y, Sugihara G, Takei N, Yoshikawa E, Nakamura K, Iwata Y, Tsuchiya KJ, Suda S, Suzuki K, Kawai M, Takebayashi K, Yamamoto S, Matsuzaki H, Ueki T, Mori N, Gold MS, Cadet JL (2008) Methamphetamine causes microglial activation in the brains of human abusers. J Neurosci 28:5756–5761

Sharma HS, Ali SF (2006) Alterations in blood-brain barrier function by morphine and methamphetamine. Ann N Y Acad Sci 1074:198–224

Sharma HS, Muresanu D, Sharma A, Patnaik R (2009) Cocaine-induced breakdown of the blood-brain barrier and neurotoxicity. Int Rev Neurobiol 88:297–334

Sofroniew MV (2015) Astrogliosis. Cold Spring Harb Perspect Biol 7:a020420

Sofroniew MV, Vinters HV (2010) Astrocytes: biology and pathology. Acta Neuropathol 119:7–35

Sorensen RG, Lawrence DMP (2009) Glial cells and drugs of abuse in the nervous system. Drug Alcohol Depend 102:166–169

Stadlin A, Lau JWS, Szeto YK (1998) A selective regional response of cultured astrocytes to methamphetamine. Ann N Y Acad Sci 844:108–121

Stoll G, Jander S (1999) The role of microglia and macrophages in the pathophysiology of the CNS. Prog Neurobiol 58:233–247

Stumm G, Schlegel J, Schäfer T, Würz C, Mennel HD, Krieg J-C, Vedder H (1999) Amphetamines induce apoptosis and regulation of bcl-x splice variants in neocortical neurons. FASEB J 1999:1065–1072

Thomas DM, Dowgiert J, Geddes TJ, Francescutti-Verbeem DM, Liu X, Kuhn DM (2004) Microglial activation is a pharmacologically specific marker for the neurotoxic amphetamines. Neurosci Lett 367:349–354

Thomas WE (1992) Brain macrophages: evaluation of microglia and their functions. Brain Res Brain Res Rev 17:61–74

Thurgur H, Pinteaux E (2019) Microglia in the neurovascular unit: blood-brain barrier-microglia interactions after central nervous system disorders. Neuroscience 405:55–67

Tomlinson GS, Simmonds P, Busuttil A, Chiswick A, Bell JE (1999) Upregulation of microglia in drug users with and without pre-symptomatic HIV infection. Neuropathol Appl Neurobiol 25:369–379

Tong J, Fitzmaurice P, Furukawa Y, Schmunk GA, Wickham DJ, Ang LC, Sherwin A, McCluskey T, Boileau I, Kish SJ (2014) Is brain gliosis a characteristic of chronic methamphetamine use in the human? Neurobiol Dis 67:107–118

Turowski P, Kenny B-A (2015) The blood-brain barrier and methamphetamine: open sesame? Front Neurosci 9:156

Wang Q, Ishikawa T, Michiue T, Zhu B-L, Guan D-W, Maeda H (2014) Molecular pathology of brain matrix metalloproteases, claudin 5, and aquaporins in forensic autopsy cases with special regard to methamphetamine intoxication. Int J Legal Med 128:469–474

Weber M, Scherf N, Kahl T, Braumann U-D, Scheibe P, Kuska J-P, Bayer R, Büttner A, Franke H (2013) Quantitative analysis of astrogliosis in drug dependent humans. Brain Res 1500:72–87

Weis S, Büttner A (2017) Neurotoxicology and drug-related disorders. In: Kovacs G, Alafuzoff I (Hrsg) Handbook of clinical neurology. Neuropathology, Bd 145. Elsevier, Amsterdam, S 181–192

Yamamoto BK, Raudensky J (2008) The role of oxidative stress, metabolic compromise, and inflammation in neuronal injury produced by amphetamine-related drugs of abuse. J NeuroImmune Pharmacol 3:203–217

Zhang Z, Gong Q, Feng X, Zhang D, Quan L (2017) Astrocytic clasmatodendrosis in the cerebral cortex of methamphetamine abusers. Forensic Sci Res 2:139–144

Zlokovic BV (2008) The blood-brain barrier in health and chronic degenerative disorders. Neuron 57:178–201

Zogopoulos P, Theocharis S, Kotakidis N, Patsouris E, Agapitos E (2016) Drug abuse and perivascular changes of the brain. J Clin Exp Pathol 6:3

Neurotoxizität und Neurodegeneration bei Drogenmissbrauch

6

Verschiedene Neuroimaging- und postmortale Studien deuten darauf hin, dass die biologische Alterung bei Drogenkonsumenten beschleunigt ist und dass sie mit zunehmendem Alter eine Neurodegeneration entwickeln könnten (Bachi et al. 2017; Cheng et al. 2013; Davidson et al. 2001; Ersche et al. 2013; Iacovelli et al. 2006; Kish 2003; Kuniyoshi und Jankovic 2003; Little et al. 2009; Mash et al. 2003; Thrash et al. 2009). Bei jüngeren Opiatkonsumenten konnte eine Zunahme der Anzahl und Verteilung von hyperphosphorylierten tau-positiven neurofibrillären Tangles, voll ausgebildeten Tangles und neuritischen Strängen festgestellt werden (Anthony et al. 2010; Ramage et al. 2005). Darüber hinaus deutet das Vorhandensein von eosinophilen, ubiquitinierten zytoplasmatischen Einschlüssen, die nicht den klassischen Lewy-Körpern ähneln und negativ für α-Synuclein sind, auf eine abnorme zytoplasmatische Proteinsequestrierung hin (Bell et al. 2002). Andere postmortale Untersuchungen der mit der Neurodegeneration assoziierten Proteine Amyloid-ß, α-Synuclein, Tau, p62 und TDP-43 bei Heerintoten zeigten ebenfalls eine Hyperphosphorylierung von Tau und zusätzliche p62-positive neuronale Ablagerungen (Kovacs et al. 2015). Amyloid-ß-Ablagerungen, α-Synuclein und TDP-43 konnten in den für das Altern und die Alzheimer-Krankheit prädestinierten Gehirnbereichen nicht nachgewiesen werden.

In der Substantia nigra von polyvalenten Drogenkonsumenten zeigte sich eine Depigmentierung der Substantia nigra mit einer Abnahme der numerischen Dichte der pigmentierten Neuronen, während die Dichte der nicht-pigmentierten Neuronen unverändert blieb (Büttner und Weis 2006) (Abb. 6.1 und 6.2). In einzelnen Fällen waren auch α-Synuclein-Einschlüsse nachweisbar (Abb. 6.3). Ähnliche Veränderungen konnten im Locus coeruleus nachgewiesen werden (Abb. 6.4 und 6.5). Darüber hinaus konnten Ubiquitin-immunopositive Einschlüsse in den Kernen der pigmentierten Neuronen der Substantia nigra bei Methamphetamin-Konsumenten nachgewiesen werden (Quan et al. 2005). Bei MDMA- und Methamphetamin-Konsumenten gibt es auch Hinweise auf axonale Schäden und nachfolgende

A. Büttner, *Neuropathologie des Drogenmissbrauchs*, https://doi.org/10.1007/978-3-031-13619-1_6

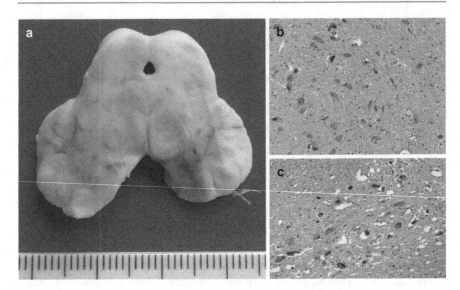

Abb. 6.1 (a) Querschnitt durch das Mesencephalon mit Abblassung der Substantia nigra bei einem 30-jährigen Mann mit langjährigem Kokainmissbrauch, (b) mikroskopischer Schnitt durch die Substantia nigra eines 51-jährigen Mannes und (c) eines 43-jährigen Mannes, beide mit langjährigem polyvalenten Drogenmissbrauch, mit Neuronenverlust und granulärem Neuromelanin frei im Neuropil (H&E-Färbung, Originalvergrößerung ×200).

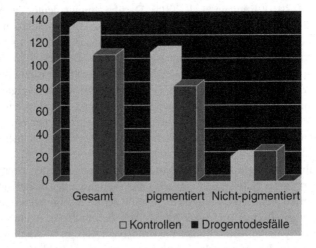

Abb. 6.2 Numerische Dichte der Zelldichte in der Substantia nigra von polyvalenten Drogenabhängigen im Vergleich zu altersgleichen Kontrollen (n/mm²).

Störungen der dopaminergen und serotonergen Neurotransmission (Davidson et al. 2001; Guilarte et al. 2003).

Diese Studien deuten stark darauf hin, dass Drogenkonsumenten ein erhöhtes Risiko für eine vorzeitige Neurodegeneration haben könnten (Anthony et al. 2010;

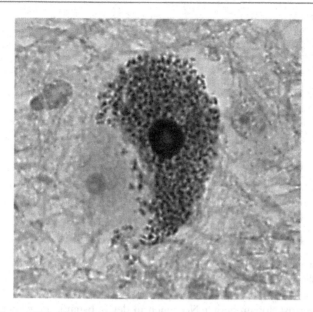

Abb. 6.3 α-Synuclein-immunopositive Einschlüsse in einem Neuron der Substantia nigra (Originalvergrößerung ×600).

Abb. 6.4 Mikroskopischer
Schnitt durch den Locus
coeruleus eines 30-jährigen
Mannes mit langjährigem
Kokainmissbrauch mit
Pigmentverlust und
granulärem Neuromelanin
frei im Neuropil (H&E-
Färbung,
Originalvergrößerung
×200, *siehe auch*
Abb. 6.1a).

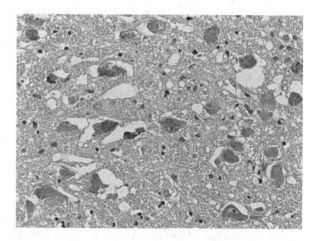

Gouzoulis-Mayfrank und Daumann 2006; Guilarte 2001). Bislang ist jedoch nicht
klar, ob es sich bei diesem Befund um eine vorübergehende neuronale Störung oder
um eine irreversible neurodegenerative Entwicklung handelt (Bell et al. 2002).

Der Missbrauch von Stimulanzien, insbesondere von Methamphetamin, wurde
mit einem erhöhten Risiko für die Entwicklung des M. *Parkinson* in Verbindung
gebracht (für eine Übersicht siehe Ferreira et al. 2020; Guilarte 2001; Kish et al.
2017; Lappin et al. 2018; Mursaleen und Stamford 2016; Thrash et al. 2009). Dies
ist eine komplexe, fortschreitende neurodegenerative Erkrankung, die insbesondere

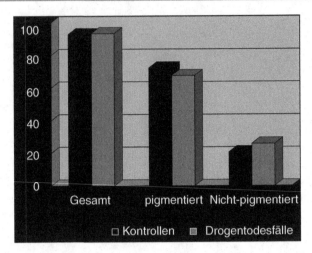

Abb. 6.5 Numerische Dichte der Zelldichte im Locus coeruleus von polyvalenten Drogenabhängigen im Vergleich zu altersgleichen Kontrollen (n/mm²).

durch den Verlust dopaminerger Neuronen in der Substantia nigra pars compacta und die Ansammlung von intrazytoplasmatischen Proteineinschlüssen (Lewy-Körperchen) gekennzeichnet ist. Obwohl der exakte zugrundeliegende Pathomechanismus des M. Parkinson, noch nicht vollständig geklärt ist, deuten immer mehr Hinweise darauf hin, dass fehlgefaltetes α-Synuclein eine wichtige Rolle spielt (Rocha et al. 2018; Stefanis 2012). Es wird angenommen, dass die Schädigung und der Verlust von nigralen Neuronen auf einen erhöhten Gehalt an zytoplasmatischem Dopamin zurückzuführen ist, der zur Dopaminoxidation und zur Bildung reaktiver Sauerstoffspezies führen könnte (Lotharius und Brundin 2002).

Die Rolle des oxidativen Stresses als Faktor für den Verlust nigraler Neuronen bei M. Parkinson wird durch experimentelle Studien mit dem Parkinsonismus auslösenden Toxin 1-Methyl-4-phenyl-1,2,3,6-tetrahydropyridin (MPTP) gestützt. Sein aktiver Metabolit, 1-Methyl-4-phenylpyridinium (MPP+), reichert sich in nigralen Neuronen an, führt zu Zellverlust und klinischen Symptomen, die denen der Parkinson-Krankheit ähneln (Lotharius und Brundin 2002; Przedborski und Vila 2001). Der Nachweis, dass MPTP auch beim Menschen Parkinsonismus verursacht, wurde bei einer Reihe von Drogenkonsumenten erbracht, die nach der Injektion eines synthetischen Meperidin-Analogons, dessen Synthese mit MPTP als Nebenprodukt verunreinigt war, ein schweres und irreversibles akinetisches rigides Syndrom entwickelten (Langston 2017).

Für *Kokain* sind die Belege eines erhöhten Risikos für M. Parkinson umstritten. Mittels Nanoporenanalyse wurde gezeigt, dass die Konformation von α-Synuclein nach der Bindung an Kokain kompakter wird (Kakish et al. 2015). Im Mesencephalon von Kokainkonsumenten konnte eine signifikante Verringerung der melanisierten dopaminergen Zellen zusammen mit einer Aktivierung von Makrophagen und Mikroglia nachgewiesen werden, was darauf hindeutet, dass Kokain neurotoxische Auswirkungen auf dopaminerge Neuronen haben könnte (Little et al. 2009). Eine

Überexpression von α-Synuclein wurde auch in dopaminergen Neuronen beschrieben, was möglicherweise das Risiko für degenerative Veränderungen erhöht (Qin et al. 2005). In einer anderen Studie zeigten dopaminerge Neuronen eine Akkumulation von α-Synuclein-Protein, was auf ein erhöhtes Risiko für die Entwicklung von Veränderungen ähnlich des M. Parkinson hinweisen könnte (Mash et al. 2003). Epidemiologische und computer-experimentelle Studien konnten jedoch kein erhöhtes Risiko für die Entwicklung eines M. Parkinson im Zusammenhang mit früherem Kokainmissbrauch nachweisen (Callaghan et al. 2012; Curtin et al. 2015; Pregeljc et al. 2020).

Epidemiologische Studien legen nahe, dass *Methamphetamin*-Missbrauch das Risiko für die spätere Entwicklung eines M. Parkinson erhöhen könnte (Callaghan et al. 2012; Curtin et al. 2015; Tripathi et al. 2018), sofern die Betroffenen lange genug überleben. Ähnlich wie Kokain bindet Amphetamin fest an das Protein und führt dazu, dass α-Synuclein eine kompaktere Konformation mit beeinträchtiger Faltung annimmt, und tendenziell neurotoxisch ist (Kakish et al. 2015). Tierstudien deuten darauf hin, dass Methamphetamin-Exposition die Autooxidation von Dopamin erhöht, zu mitochondrialer Dysfunktion führt und strukturelle Schäden in dopaminergen Neuronen induziert (für eine Übersicht siehe Kish et al. 2017; Moratalla et al. 2017; Thrash et al. 2009). Obwohl die Veränderungen im dopaminergen System einer Neurodegeneration zugeschrieben werden, konnten direkte Beweise für den Verlust von Nervenendigungen und/oder ihrer entsprechenden Nervenzellkörper in der Substantia nigra nicht eindeutig nachgewiesen werden (Davidson et al. 2001; Harvey et al. 2000). Dennoch könnten die Veränderungen im dopaminergen System zu einer Dopamindepletion und Neurotoxizität führen und Methamphetaminkonsumenten für die Entwicklung eines M. Parkinson prädisponieren (Davidson et al. 2001; Guilarte 2001; Pregeljc et al. 2020; Thrash et al. 2009). So zeigten Humanstudien mit transkranieller Sonografie eine größere Fläche und eine abnorme Hyperechogenität der Substantia nigra bei Stimulanzienkonsumenten (Amphetamine, Methamphetamin), was als starker Risikofaktor für die Entwicklung der M. Parkinson gewertet wird (Rumpf et al. 2017; Todd et al. 2013, 2016). Weitere Untersuchungen zeigten, dass sowohl Methamphetamin als auch MDMA eine Neuroinflammation auslösen und die Lipidperoxidation, die DNA-Oxidation und die Konzentration reaktiver Sauerstoffspezies erhöhen, welches zu einer Neurotoxizität ähnlich wie bei M. Parkinson führt (Cadet et al. 2007; Cadet und Krasnova 2009; Davidson et al. 2001; Fitzmaurice et al. 2006; Frost und Cadet 2000; Granado et al. 2013; Khoshsirat et al. 2020; Mirecki et al. 2004; Moratalla et al. 2017; Mursaleen und Stamford 2016; Perfeito et al. 2013; Yamamoto und Bankson 2005). Da Neuroimaging- und Autopsiestudien an menschlichen Methamphetamin-Konsumenten nur auf Veränderungen bei einigen Markern des dopaminergen Systems hindeuten (Volkow et al. 2001; Wilson et al. 1996), ist die Evidenz jedoch nicht eindeutig. Um Methamphetamin-Missbrauch als Risikofaktor für einen M. Parkinson anzusehen, wäre es wichtig zu wissen, ob diese Befunde neurodegenerative Veränderungen oder eine drogeninduzierte kompensatorische Reaktion auf die Störung der neurochemischen Homöostase darstellen (Guilarte 2001; Thrash et al. 2009).

Zusammenfassend existieren zwar epidemiologische Belege, aber keine ausreichenden harten Daten, um zu belegen, dass langfristiger Methamphetamin- und MDMA-Missbrauch auch beim Menschen einen irreversiblen Verlust dopaminerger Neuronen verursacht, der zur Entwicklung eines M. Parkinson führt (Costa et al. 2020; Moszczynska et al. 2004; Kish et al. 2017; Lappin et al. 2018).

Literatur

Anthony IC, Norrby KE, Dingwall T, Carnie FW, Millar T, Arango JC, Robertson R, Bell JE (2010) Predisposition to accelerated Alzheimer-related changes in the brains of human immunodeficiency virus negative opiate abusers. Brain 133:3685–3698

Bachi K, Sierra S, Volkow ND, Goldstein RZ, Alia-Klein N (2017) Is biological aging accelerated in drug addiction? Curr Opin Behav Sci 13:34–39

Bell JE, Arango JC, Robertson R, Brettle RP, Leen C, Simmonds P (2002) HIV and drug misuse in the Edinburgh cohort. J Acquir Immune Defic Syndr 31(Suppl. 2):35–42

Büttner A, Weis S (2006) Neuropathological alterations in drug abusers: the involvement of neurons, glial, and vascular systems. Forensic Sci Med Pathol 2:115–126

Cadet JL, Krasnova IN (2009) Molecular bases of methamphetamine-induced neurodegeneration. Int Rev Neurobiol 88:101–119

Cadet JL, Krasnova IN, Jayanthi S, Lyles J (2007) Neurotoxicity of substituted amphetamines: molecular and cellular mechanisms. Neurotox Res 11:183–202

Callaghan RC, Cunningham JK, Sykes J, Kish SJ (2012) Increased risk of Parkinson's disease in individuals hospitalized with conditions related to the use of methamphetamine or other amphetamine-type drugs. Drug Alcohol Depend 120:35–40

Cheng GLF, Zeng H, Leung MK, Zhang HJ, Lau BWM, Liu Y-P, Liu G-X, Sham PC, Chan CCH, So K-F, Lee TMC (2013) Heroin abuse accelerates biological aging: a novel insight from telomerase and brain imaging interaction. Transl Psychiatry 3:e260

Costa G, De Luca MA, Piras G, Marongiu J, Fattore L, Simola N (2020) Neuronal and peripheral damages induced by synthetic psychoactive substances: an update of recent findings from human and animal studies. Neural Regen Res 15:802–816

Curtin K, Fleckenstein AE, Robison RJ, Crookston MJ, Smith KR, Hanson GR (2015) Methamphetamine/amphetamine abuse and risk of Parkinson's disease in Utah: a population-based assessment. Drug Alcohol Depend 146:30–38

Davidson C, Gow AJ, Lee TH, Ellinwood EH (2001) Methamphetamine neurotoxicity: necrotic and apoptotic mechanisms and relevance to human abuse and treatment. Brain Res Rev 36:1–22

Ersche KD, Jones PS, Williams GB, Robbins TW, Bullmore ET (2013) Cocaine dependence: a fast-track for brain ageing? Mol Psychiatry 18:134–135

Ferreira C, Almeida C, Tenreiro S, Quintas A (2020) Neuroprotection or neurotoxicity of illicit drugs on Parkinson's disease. Life 10:86

Fitzmaurice PS, Tong J, Yazdanpanah M, Liu PP, Kalasinsky KS, Kish SJ (2006) Levels of 4-hydroxynonenal and malondialdehyde are increased in brain of human chronic users of methamphetamine. J Pharmacol Exp Ther 319:703–709

Frost DO, Cadet JL (2000) Effects of methamphetamine-induced neurotoxicity on the development of neural circuits: a hypothesis. Brain Res Rev 34:103–118

Gouzoulis-Mayfrank E, Daumann J (2006) Neurotoxicity of methylenedioxyamphetamines (MDMA; ecstasy) in humans: how strong is the evidence for persistent brain damage? Addiction 101:348–361

Granado N, Ares-Santos S, Moratalla R (2013) Methamphetamine and Parkinson's disease. Parkinson's Dis 2013:308052

Guilarte TR (2001) Is methamphetamine abuse a risk factor in parkinsonism? Neurotoxicology 22:725–731

Guilarte TR, Nihei MK, McGlothan JL, Howard AS (2003) Methamphetamine-induced deficits of brain monoaminergic neuronal markers: distal axotomy or neuronal plasticity. Neuroscience 122:499–513

Harvey DC, Lacan G, Tanious SP, Melega WP (2000) Recovery from methamphetamine induced long-term nigrostriatal dopaminergic deficits without substantia nigra cell loss. Brain Res 871:259–270

Iacovelli L, Fulceri F, De Blasi A, Nicoletti F, Ruggieri S, Fornai F (2006) The neurotoxicity of amphetamines: bridging drugs of abuse and neurodegenerative disorders. Exp Neurol 201:24–31

Kakish J, Lee D, Lee JS (2015) Drugs that bind to α-synuclein: neuroprotective or neurotoxic? ACS Chem Neurosci 6:1930–1940

Khoshsirat S, Sadat Khoramgah M, Mahmoudiasl G-R, Rezaei-Tavirani M, Abdollahifar MA, Tahmasebinia F, Darabi S, Niknazar S, Abbaszadeh HA (2020) LC3 and ATG5 overexpression and neuronal cell death in the prefrontal cortex of postmortem chronic methamphetamine users. J Chem Neuroanat 107:101802

Kish SJ (2003) What is the evidence that Ecstasy (MDMA) can cause Parkinson's disease? Mov Disord 18:1219–1223

Kish SJ, Boileau I, Callaghan RC, Tong J (2017) Brain dopamine neurone 'damage': methamphetamine users vs. Parkinson's disease – a critical assessment of the evidence. Eur J Neurosci 45:58–66

Kovacs GG, Horvath MC, Majtenyi K, Lutz MI, Hurd YL, Keller E (2015) Heroin abuse exaggerates age-related deposition of hyperphosphorylated tau and p62-positive inclusions. Neurobiol Aging 36:3100–3107

Kuniyoshi SM, Jankovic J (2003) MDMA and Parkinsonism. N Engl J Med 349:96–97

Langston JW (2017) The MPTP story. J Parkinsons Dis 7:11–19

Lappin JM, Darke S, Farrell M (2018) Methamphetamine use and future risk for Parkinson's disease: evidence and clinical implications. Drug Alcohol Depend 187:134–140

Little KY, Ramssen E, Welchko R, Volberg V, Roland CJ, Cassin B (2009) Decreased brain dopamine cell numbers in human cocaine users. Psychiatry Res 168:173–180

Lotharius J, Brundin P (2002) Pathogenesis of Parkinson's disease: dopamine, vesicles and α-synuclein. Nat Rev Neurosci 3:932–942

Mash DC, Ouyang Q, Pablo J, Basile M, Izenwasser S, Lieberman A (2003) Cocaine abusers have an overexpression of α-synuclein in dopamine neurons. J Neurosci 23:2564–2571

Mirecki A, Fitzmaurice P, Ang L, Kalasinsky KS, Peretti FJ, Aiken SS, Wickham DJ, Sherwin A, Nobrega JN, Forman HJ, Kish SJ (2004) Brain antioxidant systems in human methamphetamine users. J Neurochem 89:1396–1408

Moratalla R, Khairnar A, Simola N, Granado N, García-Montes JR, Porceddu PF, Tizabi Y, Costa G, Morelli M (2017) Amphetamine-related drugs neurotoxicity in humans and in experimental animals: main mechanisms. Prog Neurobiol 155:149–170

Moszczynska A, Fitzmaurice P, Ang L, Kalasinsky KS, Schmunk GA, Peretti FJ, Aiken SS, Wickham DJ, Kish SJ (2004) Why is parkinsonism not a feature of human methamphetamine users? Brain 127:363–370

Mursaleen LR, Stamford JA (2016) Drugs of abuse and Parkinson's disease. Prog Neuro-Psychopharmacol Biol Psychiatry 64:209–217

Perfeito R, Cunha-Oliveira T, Rego AC (2013) Revisiting oxidative stress and mitochondrial dysfunction in the pathogenesis of Parkinson disease – resemblance to the effect of amphetamine drugs of abuse. Free Radic Biol Med 62:186–201

Pregeljc D, Teodorescu-Perijoc D, Vianello R, Umek N, Mavri J (2020) How important is the use of cocaine and amphetamines in the development of Parkinson disease? A computational study. Neurotox Res 37:724–731

Przedborski S, Vila ML (2001) MPTP: a review of its mechanisms of neurotoxicity. Clin Neurosci Res 1:407–418

Qin Y, Ouyang Q, Pablo J, Mash DC (2005) Cocaine abuse elevates alpha-synuclein and dopamine transporter levels in the human striatum. Neuroreport 16:1489–1493

Quan L, Ishikawa T, Michiue T, Li D-R, Zhao D, Oritani S, Zhu B-L, Maeda H (2005) Ubiquitin-immunoreactive structures in the midbrain of methamphetamine abusers. Legal Med 7:144–150

Ramage SN, Anthony IC, Carnie FW, Busuttil A, Robertson R, Bell JE (2005) Hyperphosphorylated tau and amyloid precursor protein deposition is increased in the brains of young drug abusers. Neuropathol Appl Neurobiol 31:439–448

Rocha EM, De Miranda B, Sanders LH (2018) Alpha-synuclein: pathology, mitochondrial dysfunction and neuroinflammation in Parkinson's disease. Neurobiol Dis 109(Pt B):249–257

Rumpf JJ, Albers J, Fricke C, Mueller W, Classen J (2017) Structural abnormality of substantia nigra induced by methamphetamine abuse. Mov Disord 32:1784–1788

Stefanis L (2012) α-Synuclein in Parkinson's disease. Cold Spring Harb Perspect Med 4:a009399

Thrash B, Thiruchelvan K, Ahuja M, Suppiramaniam V, Dhanasekaran M (2009) Methamphetamine-induced neurotoxicity: the road to Parkinson's disease. Pharmacol Rep 61:966–977

Todd G, Noyes C, Flavel SC, Della Vedova CB, Spyropoulos P, Chatterton B, Berg D, White J (2013) Illicit stimulant use is associated with abnormal substantia nigra morphology in humans. PLoS One 8:e56438

Todd G, Pearson-Dennett V, Wilcox RA, Chau MT, Thoirs K, Thewlis D, Vogel AP, White JM (2016) Adults with a history of illicit amphetamine use exhibit abnormal substantia nigra morphology and parkinsonism. Parkinsonism Relat Disord 25:27–32

Tripathi R, Saber H, Chauhan V, Tripathi K, Factor S (2018) Parkinson disease from long term drug abuse: meta-analysis of amphetamine/methamphetamine and Parkinson disease. Neurology 90(15 Suppl):P6.079

Volkow ND, Chang L, Wang G-J, Fowler JS, Leonido-Yee M, Franceschi D, Sedler MJ, Gatley SJ, Hitzemann R, Ding Y-S (2001) Association of dopamine transporter reduction with psychomotor impairment in methamphetamine abusers. Am J Psychiatry 158:377–382

Wilson JM, Kalasinsky KS, Kalasinsky KS, Levey AI, Bergeron C, Reiber G, Anthony RM, Schmunk GA, Shannak K, Haycock JW, Kish SJ (1996) Striatal dopamine nerve terminal markers in human, chronic methamphetamine users. Nat Med 2:699–703

Yamamoto BK, Bankson MG (2005) Amphetamine neurotoxicity: cause and consequence of oxidative stress. Crit Rev Neurobiol 17:87–117

Zusammenfassung und Implikationen für die Forschung 7

Zusammenfassend ist festzustellen, dass Drogenmissbrauch eine Kaskade interagierender toxischer, vaskulärer und ischämisch-hypoxischer Faktoren auslöst, die schließlich zu weitreichenden Störungen innerhalb des komplexen Netzwerks der Zellinteraktionen im ZNS führen. Darüber hinaus gibt es deutliche Hinweise auf eine beschleunigte Hirnalterung und die Entwicklung neurodegenerativer Erkrankungen bei Langzeit-Drogenkonsumenten. Es bestehen jedoch noch viele offene Fragen bei der Entschlüsselung der genauen Mechanismen und des Ausmaßes dieser Veränderungen. Da eine klare Differenzierung zwischen den primären ZNS-Effekten einer bestimmten Droge und den unspezifischen sekundären Veränderungen schwer zu treffen ist, sind noch zahlreiche Studien notwendig, um die folgenschweren Rolle von Drogenmissbrauch auf das ZNS zu klären.

A. Büttner, *Neuropathologie des Drogenmissbrauchs*,
https://doi.org/10.1007/978-3-031-13619-1_7

Printed in the United States
by Baker & Taylor Publisher Services

Printed in the United States
by Baker & Taylor Publisher Services